U0502618

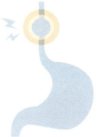

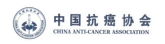
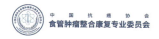

食管肿瘤整合康复

患者指南2024版

陈小兵　高社干　主编

中国科学技术出版社

·北　京·

图书在版编目（CIP）数据

食管肿瘤整合康复患者指南：2024 版 / 陈小兵，高

社干主编 . -- 北京：中国科学技术出版社，2024.9.

ISBN 978-7-5236-0970-5

Ⅰ . R735.1

中国国家版本馆 CIP 数据核字第 20245MN965 号

策划编辑	符晓静　王晓平　宗俊林	
责任编辑	王晓平	
封面设计	沈　琳	
正文设计	锋尚设计	
插　　画	墨笔丹新绘画工作室	
责任校对	焦　宁	
责任印制	李晓霖	

出　　版	中国科学技术出版社
发　　行	中国科学技术出版社有限公司
地　　址	北京市海淀区中关村南大街 16 号
邮　　编	100081
发行电话	010-62173865
传　　真	010-62173081
网　　址	http://www.cspbooks.com.cn

开　　本	889mm×1194mm　1/32
字　　数	100 千字
印　　张	5.875
版　　次	2024 年 9 月第 1 版
印　　次	2024 年 9 月第 1 次印刷
印　　刷	北京荣泰印刷有限公司
书　　号	ISBN 978-7-5236-0970-5 / R·3324
定　　价	48.00 元

编委会

主　编　陈小兵　河南省肿瘤医院

　　　　　高社干　河南科技大学第一附属医院

副主编　高亦博　中国医学科学院肿瘤医院

　　　　　马少华　北京大学肿瘤医院

　　　　　杨　弘　中山大学附属肿瘤医院

　　　　　赵建夫　暨南大学第一医院

　　　　　陈俊强　福建省肿瘤医院

　　　　　居来提·艾尼瓦尔　新疆医科大学第一附属医院

　　　　　焦健姿　中国科学技术出版社有限公司

　　　　　徐世新　中国科学技术出版社有限公司

编　委（以姓氏汉语拼音为序）

　　　　　白永瑞　上海交通大学医学院附属仁济医院

　　　　　本巴吉　青海省人民医院

　　　　　曹　旸　郑州市第三人民医院

　　　　　陈贝贝　河南省肿瘤医院

　　　　　陈　萍　宁夏医科大学总医院

陈天辉　浙江省肿瘤医院

陈晓锋　江苏省人民医院

陈永顺　武汉大学人民医院

戴　亮　北京大学肿瘤医院

付　强　华中科技大学同济医院

高兴才　郑州大学第五附属医院

郭克锋　黄河三门峡医院

郭彦伟　香港中文大学（深圳）附属第二医院

　　　　深圳市龙岗区人民医院

贺春语　河南省肿瘤医院

赫云端　河南省肿瘤医院

胡婷婷　河南省肿瘤医院

黄　建　江西省肿瘤医院

贾瑞诺　河南科技大学第一附属医院

蒋　波　常州市第一人民医院

康亚萍　河南科技大学第一附属医院

来松涛　复旦大学附属肿瘤医院

李志伟　哈尔滨医科大学附属肿瘤医院

梁　婧　山东第一医科大学第一附属医院

刘　波　山东第一医科大学附属肿瘤医院

刘　俊　上海市胸科医院

鲁智豪　北京大学肿瘤医院

吕慧芳　河南省肿瘤医院

聂彩云　河南省肿瘤医院

锁爱莉　西安交通大学第一附属医院

王　峰　郑州大学第一附属医院

王　慧　河南省肿瘤医院

王慧敏　新乡市中心医院

王建正　河南省肿瘤医院

王育生　山西医科大学第一医院

温珍平　内蒙古自治区肿瘤医院

吴　俊　常州市第一人民医院

吴齐兵　安徽医科大学第一附属医院

夏　金　安阳肿瘤医院

谢林浩　汕头市中心医院

邢付强　洛阳市第一人民医院

徐伟锋　河南省肿瘤医院

徐文红　甘肃达尔健康复医院

许妍洁　常州市第一人民医院

薛向生　焦作市修武县人民医院

杨建军　第四军医大学西京医院

袁　野　常州市第一人民医院

张　斌　商丘市夏邑县人民医院

张　昊　河南省人民医院

张瑞祥　中国医学科学院肿瘤医院

张瑞星　河北医科大学第四医院

张卫国　河南科技大学第一附属医院

赵　静　河南省肿瘤医院

秘　书　陈亚辉　宫亚楠　李志飞　任永静　王赛琪

尤　朵　赵　焕

序

整合医学不仅是一种治疗方式，更是一种治疗理念，其核心是"以人为本""以患者为中心"。单纯消灭肿瘤将不再是整合医学的主要目的，使肿瘤患者长期生存、提高生活质量，才是治疗的新目标。

经过长期的努力，我国癌症5年生存率较前已显著提高。长期带瘤生存，已成为一种常态。因此，对肿瘤患者全程康复的支持工作，变得愈发重要。推动食管肿瘤整合康复，将进一步增加患者的临床获益，这也是整合医学这一理念在康复领域的发展和进步。

相信在各位专家的共同努力下，食管肿瘤整合康复必将指导和服务越来越多的社会大众，助推健康中国肿瘤防治事业的伟大发展。

肿瘤康复，整合为赢！

中国抗癌协会理事长
中国工程院院士

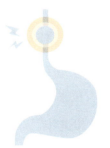

前　言

　　肿瘤是一种高度异质性疾病，规范化诊疗的推广是提高整体诊治水平的关键。中国抗癌协会一直秉承"肿瘤防治，赢在整合"的理念，推动整合医学的发展。毋庸置疑，疾病的整合诊治是未来医学发展的方向，不是之一。康复是医学最高的境界，也是医生的最高追求，肿瘤康复是"防筛诊治康"重要的一环。为加强肿瘤患者的康复管理，中国抗癌协会成立癌症康复工作委员会。与此同时，中国抗癌协会正在开展一系列工作，如建设患者服务体系和培训基地等。为进一步整合食管肿瘤康复资源，为食管肿瘤患者提供康复咨询、心理支持、营养指导、运动康复计划等个性化、贴心的服务，中国抗癌协会食管肿瘤整合康复专业委员会组织编写了这本图书。

　　本书不仅涵盖了食管肿瘤的基础知识，还深入探讨了各种治疗方法，包括手术、放疗、化疗、靶向治疗、免疫治疗以及中医治疗等。更重要的是，本书着重介绍了整合康复的理念，包括营养支持、心理辅导、身体锻炼和生活方式调整等，以帮助患者全面提升生活质量。

　　本书由食管肿瘤领域的权威专家组织精心撰写，在编写过程中，我们得到了诸多同行专家、医疗工作者的支持帮助，也收到了患者的宝贵意见。在此，我们要特别表示感谢。

　　最后，希望本书能够成为食管肿瘤患者在康复道路上的一盏明灯，不仅为患者提供康复知识和力量，更为患者康复带来信心和希望。愿每一位食管肿瘤患者都能在科学的引导下，找到适合自己的整合康复之路。

中国抗癌协会食管肿瘤整合康复专委会主委

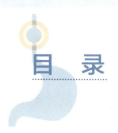

目　录

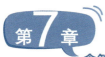

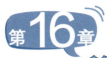

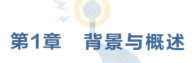

第1章　背景与概述

一、食管肿瘤的定义与分类

　　食管肿瘤包括食管的非癌性（良性）肿瘤与食管癌。食管的非癌性（良性）肿瘤在食管肿瘤中较少见，而其中

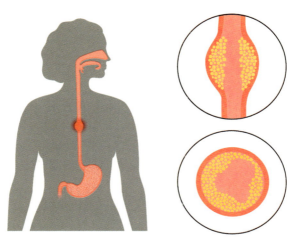

食管癌位置示意

最常见的是平滑肌瘤，可为多发性，大多数患者预后良好。其他食管良性肿瘤包括结缔组织来源的（纤维血管性息肉）和与神经相关的（神经鞘瘤）肿瘤，较为罕见。食管癌则是原发于食管黏膜上皮的恶性肿瘤，以鳞癌和腺癌为主，临床上以进行性吞咽困难为其典型症状。其他的食管恶性肿瘤包括淋巴瘤、平滑肌肉瘤和转移性癌。

二、食管肿瘤的发病机制与预防

1 发病机制

与其他肿瘤一样，目前食管肿瘤的病因和发病机制尚不明确。食管肿瘤的发生与患者的生活条件、饮食习惯，食物中的致癌物及遗传易感性等有关。

（1）亚硝胺类化合物和真菌毒素

研究表明，在食管肿瘤高发区的粮食和饮水中，亚硝胺含量显著升高，且与当地食管肿瘤和食管上皮重度增生的患病率呈正相关。

各种霉变食物能产生致癌物质，如镰刀菌、白地霉菌、黄曲霉菌和黑曲霉菌等真菌，不但能还原硝酸盐和亚硝酸盐，并能促进亚硝酸盐的合成。霉菌常与亚硝胺协同致癌。

（2）慢性理化刺激及炎症

粗糙、过烫及咀嚼槟榔或抽烟的习惯对食管黏膜造成的慢性理化刺激，可导致局限性或弥漫性上皮增生，此为食管癌的癌前病变。慢性食管疾病（如腐蚀性食管灼烧和狭窄、胃食管反流病、贲门失弛缓症或食管憩室等）患者的食管肿瘤发生率增高，与其慢性炎症有关。

（3）营养因素

饮食中缺乏动物蛋白、新鲜蔬菜和水果，维生素A、维生素B、维生素C的缺乏，是导致食管肿瘤的危险因素。流行病学调查表明，食物、饮水和土壤内的元素钼、硼、锌、镁和铁含量较低，可能与食管肿瘤的发生间接相关。

（4）遗传因素

食管肿瘤发病有家族性聚集现象。在我国高发地区，本病有阳性家族史者达25%～50%。其中，父系最高，母系次之，旁系最低。食管肿瘤高发家族的外周血淋巴细胞染色体畸变率较高，可能是高发区食管肿瘤易感性的遗传因素。

（5）癌基因

在环境与遗传双重因素下，*Rb*、*p53*等抑癌基因失活及原癌基因*H-ras*、*C-myc*和*HSI-1*等激活与食管癌发生有关。

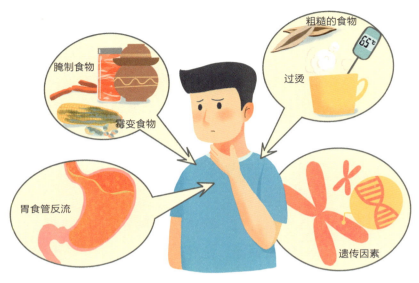

食管肿瘤的发病机制

② 食管肿瘤的预防

我国不少地区特别在食管肿瘤高发区建立了防治基地，进行食管肿瘤的一级预防（病因学预防），包括改良饮水、防霉去毒、改变不良的生活习惯等。发病学预防（二级预防或化学预防）是指对食管肿瘤高发地区进行普查，对高危人群进行药物干预治疗。

③ 整合康复在食管肿瘤治疗中的重要性

在肿瘤治疗领域，大部分肿瘤患者都会经历至少一种由肿瘤本身和（或）其治疗过程造成的功能障碍或不良反应。大量循证医学证据表明，在专业人员指导下进行合理的康复治疗，有助于最大限度地恢复肿瘤患者机体的生理功能，并节省医疗资源。整合康复应贯穿食管肿瘤诊疗全过程。

4　整合康复指南的目的与适用范围

　　食管肿瘤的整合康复旨在减轻患者的痛苦和不适感，让患者在尽可能短的时间内恢复到正常的生活状态；适用于食管肿瘤的整个发生发展时期，包括癌前病变期、诊断期、手术治疗期、放化疗治疗期和术后恢复期等时期。

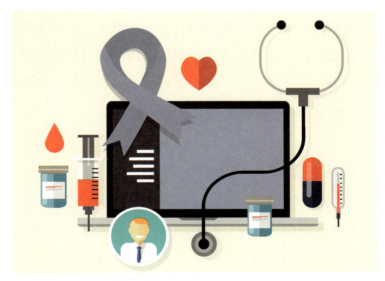

整合康复应贯穿食管肿瘤诊疗全过程

第2章　食管肿瘤癌前病变期的整合康复

一、食管肿瘤癌前病变的定义

癌前病变属组织病理学概念，是指比正常组织或其他病理状态更易发展为癌变的病理改变。食管癌癌前病变是指已证实与食管癌发生密切相关的病理变化，其在细胞形态学和细胞排列方式上较正常组织有明显的异型性，是一种长期和连续性的改变，在内外因的共同作用下，具有可检测到的基因和表型异常。

二、食管肿瘤癌前病变的诊断

上消化道内镜结合活检组织病理学是诊断食管肿瘤癌前病变的金标准。大量的筛查实践及临床观察均证实，在食管癌高危人群中开展内镜筛查可以发现早期食管癌及癌

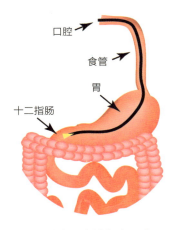

口腔

食管

胃

十二指肠

食管癌上内镜复查示意

前病变。目前尚无公认的血清学检查方法和分子标记物用于早期食管癌及癌前病变的筛查。此外，有条件者还可行电子染色内镜、放大内镜、共聚焦内镜等检查，以进一步提高癌前病变的检出率。

三、食管肿瘤癌前病变的高危因素及预防

综合国内外食管腺癌相关危险因素及流行病学调查研究显示，重度吸烟、重度饮酒、进食过快、热烫饮食等不良生活习惯，室内空气污染、牙齿缺失等是食管鳞状上皮异型增生的独立危险因素。而巴雷特（Barrett）食管的危险因素则包括：年龄>50岁、男性、有巴雷特食管家族

7

史、长期胃食管反流症状（＞5年）、重度吸烟史、肥胖［身体质量指数（body mass index，BMI）＞25kg/m²或腹型肥胖］。因此，生活方式的干预对于预防癌前病变的发生非常重要，重度吸烟、饮酒患者应戒烟戒酒，改变进食过快、热烫饮食、腌制食物摄取过多等不良生活习惯，尽量避免去空气污染严重的场所。咖啡、浓茶等可使食管下括约肌松弛，增加患者的反流症状，所以生活中应尽量避免过量摄取此类饮食。

四、食管肿瘤癌前病变的治疗原则及随访

食管肿瘤癌前病变的治疗原则是消除症状、治愈高级别上皮内瘤变。除生活方式干预外，药物治疗和内镜下治疗占据了重要地位。

1 药物治疗

抑酸剂是治疗反流症状的主要药物，抑酸药物包括钾离子竞争性酸抑制剂、质子泵抑制剂、H2受体拮抗剂。目前尚无确凿证据表明该类药物可以使化生的柱状上皮逆转或预防其癌变，因此不推荐使用抑酸剂来预防食管异型增生和食管腺癌，只限于通过抑酸治疗来改善患者胃食管反

流的症状。

目前，编者建议针对伴有胃食管反流症状的巴雷特食管患者，服用标准剂量质子泵抑制剂（1次/天）；对于治疗后胃食管反流症状不能消除的巴雷特食管患者，质子泵抑制剂服用量应增至2次/天。新型钾离子竞争性酸阻滞剂较传统质子泵具有起效快、抑酸作用强、不良反应少等优势，未来有望成为治疗胃食管反流症状的热点药物。另外，还可以辅以黏膜保护剂（如氢氧化铝、铝碳酸镁）、促动力药（如多潘立酮、莫沙必利）、中成药（如荜铃胃痛颗粒）等。

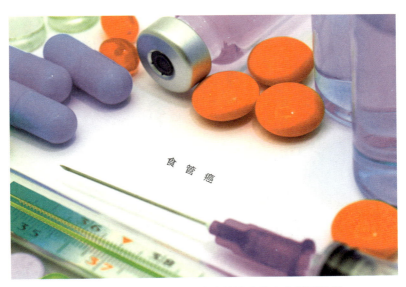

药物治疗在食管肿瘤癌前病变的治疗中占有重要位置

② 内镜下治疗

有研究显示，低级别上皮内瘤变（low-grade intraepithelial neoplasia，LGIN）具有进展—消退双向发展倾向。因此，对于合并LGIN的患者（尤其是病变最大纵径≤1cm者），由于其癌变可能性较小，可予以密切监测随访，每6～12个月随访1次，也可考虑行内镜下切除或消融治疗。对于高级别上皮内瘤变（high-grade intraepithelial neoplasia，HGIN），建议行超声内镜评估病变浸润深度、周围有无异常增大的淋巴结及有无周围脏器浸润情况，并予以内镜下根治切除治疗。

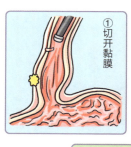
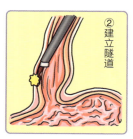
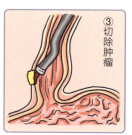
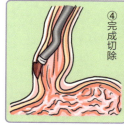
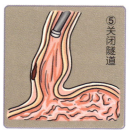

① 切开黏膜　② 建立隧道　③ 切除肿瘤　④ 完成切除　⑤ 关闭隧道

内镜下切除术示意

　　内镜下根治切除治疗包括内镜下高频电圈套器切除术（loop electro-surgical excision procedure，LEEP）、内镜黏膜下剥离术（endoscopic submucosal dissection，ESD）和内镜黏膜切除术（endoscopic mucosal resection，EMR）。内镜下消融治疗技术主要包括射频消融、光动力疗法、冰冻疗法、氩离子束凝固术。癌前病变内镜治疗后需警惕局部复发、异时性食管鳞癌/上皮内瘤变和第二原发肿瘤等，因此内镜复查随访非常重要。在内镜治疗后第一年每3～6个月应复查上消化道内镜；若无明显异常，第二年开始每年进行1次内镜随访；若合并高危因素应适当缩短随访间期。

第3章　食管肿瘤诊断期的整合康复

一、早期食管肿瘤的常见症状及管理

1 常见症状

早期食管肿瘤的症状与晚期有所不同，由于病变尚在初期，患者可能并未感到明显的身体不适。早期食管肿瘤的常见症状包括：①进食困难或不同程度的哽噎感，这是最常见的早期食管肿瘤症状，但同时也可能与食管的其他疾病相混淆；②轻度咳嗽或喉咙难受，由于食管与呼吸道相邻，微小的食管变化可能刺激呼吸道，导致咳嗽或喉咙不适；③胸骨后的持续疼痛，虽然早期食管肿瘤的疼痛并不剧烈，但它往往是持续的且伴有乏力。

2 整合康复管理

早期食管肿瘤的管理主要是病因治疗，即消除肿瘤。

虽然症状可能并不严重，但一旦确诊为食管癌，一般建议尽早采取手术、化疗或者放疗等治疗策略。早期食管肿瘤确诊后，在准备治疗方案的同时，应该重视有效地合并康复计划，包括以下4个重要方面。

（1）心理护理

心理疏导的重要性在疾病的诊断期绝不可被忽视。食管肿瘤的诊断往往会给患者及家属造成巨大的心理压力。整合康复在平衡患者的心理状态，增强其对治疗的信心和积极性中起着重要的作用。新确诊的食管肿瘤患者将经历一段心理适应期，此时专业的心理辅导可以帮助他们更好

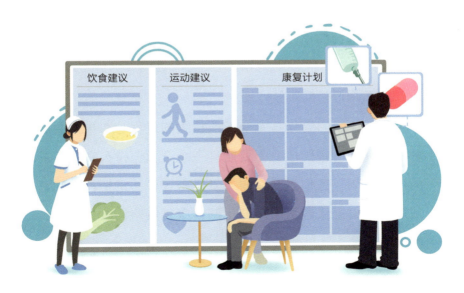

诊断期的整合康复管理非常重要

地理解疾病，缓解恐惧和压力，激发对抗疾病的决心。

（2）日常生活管理

在整合康复计划中，医疗团队应当给予患者正确的日常生活指导，提供改变饮食结构、保持适量运动等改变生活方式的建议，以维护他们的体能及心理健康。同时，患者需要学习一些基础的自我护理知识，如疾病的自我监测、如何有效地服用药物等。这将有助于患者维持身体良好状态，更好地对抗疾病。

（3）疾病的综合管理

肿瘤患者往往合并其他疾病，需要采取综合管理模式。这种管理应针对患者的独特需求，制订个性化的康复计划，包括药物治疗和非药物康复干预，如物理疗法、营养饮食疗法等。

（4）制订长期康复计划

食管肿瘤的康复是一个长期持续的过程。在早期食管肿瘤的症状管理阶段，需要制订一个全面、持久和可持续的康复计划。医疗团队应与患者紧密合作，定期检查和评估病情，根据患者的病情变化调整康复策略，以提高患者的生活质量。

二、晚期食管肿瘤的常见症状及管理

❶ 常见症状

晚期食管肿瘤患者可能出现胸痛、消瘦、营养不良、呼吸困难、心理和精神问题等一系列问题。

（1）疼痛

晚期食管肿瘤常常会带来持续的疼痛，这主要是因为肿瘤生长过快对周围组织造成压力，肿瘤转移至骨骼，肿瘤侵犯神经或者肿瘤引发的慢性炎症反应。疼痛的严重程度可能因人而异，应该积极控制疼痛。

（2）消瘦和营养不良

晚期食管肿瘤由于食欲下降和吞咽困难，导致患者出现消瘦和营养不良，甚至进展为癌性厌食—恶病质综合征。

（3）呼吸困难

晚期食管肿瘤可能会对呼吸系统产生压迫，尤其是肿瘤位于食管上段时，会对气管造成压迫，导致患者呼吸困难，严重时可能会导致窒息。

（4）食管瘘

食管瘘是指食管与邻近器官异常而形成的瘘管，根据连接位置，可分为食管气管瘘和食管纵隔瘘等。根据瘘口连接位置不同，可引起不同症状，如持续的咳嗽、呼吸困难、发热和冷颤、胸痛等，食物和液体经食管进入肺部，可能导致反复发生的肺炎，出现红、褐色或者带有血丝的痰液。

（5）心理和精神问题

患者可能会有许多心理和精神问题，包括焦虑、抑郁、恐惧和失眠等。

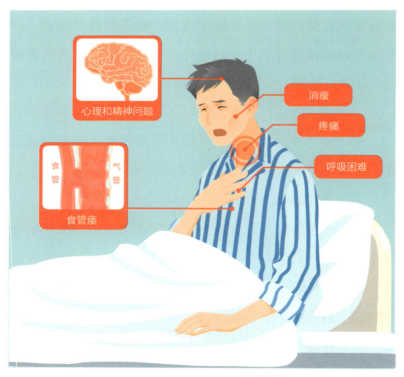

晚期食管肿瘤患者的症状

❷ 整合康复管理

（1）疼痛的管理

晚期食管肿瘤患者往往伴有严重的持续疼痛，直接影响患者的生活质量。疼痛的管理需要依赖医生的专业评估，包括疼痛的性质、严重程度、疼痛时长、发生周期等；然后制定相应的疼痛管理方案，可能包括药物治疗和非药物治疗。药物治疗主要是使用止痛药，并根据效果调整止痛措施和药物用量；非药物治疗包括放射治疗、放松疗法等。

（2）消瘦和营养不良的管理

患者需要进行营养评估，接受营养咨询，根据患者的身体状况和饮食习惯，制订个性化的饮食计划。对于进食不足的患者，及时使用特殊医学用途配方食品肿瘤全营养配方，来帮助患者进行营养补充；必要时，需要联合肠内营养或者肠外营养来补充营养。此外，食欲下降是导致患者体重丢失和营养不良的重要原因，可考虑药物干预。

（3）呼吸困难的管理

呼吸困难的管理主要依赖于减轻肿瘤对于气管的压迫，需要通过手术或者放疗来缩小肿瘤，或通过支架来维持气管的通畅性。

（4）食管瘘的管理

食管瘘的管理主要是消除或者减少消化液对周围组织

的刺激，封闭瘘口，包括药物治疗、食管支架等处理。药物可以帮助缩小肿瘤，减小瘘的大小，也有助于控制症状。在身体状况允许的条件下，可以在食管内放置一个覆膜支架以恢复食管的开放，术后需要注意饮食，尽量采取流质饮食，以减轻食管的压力。此外，在医生的指导下进行恰当的体能锻炼，也有助于快速恢复。

（5）心理和精神问题的管理

心理和精神问题的管理主要依赖于医疗团队和家庭的支持，包括心理咨询、心理治疗、药物治疗等。通过积极的护理和康复措施，帮助患者找回生活的希望。

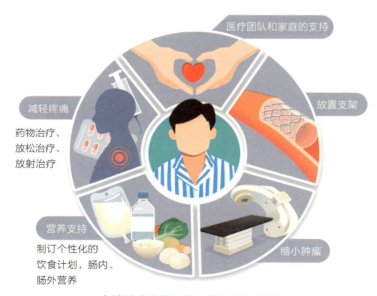

食管肿瘤晚期患者的整合康复管理

第4章　食管肿瘤手术治疗的整合康复

一、食管肿瘤手术的类型

对于早期患者，可行内镜下切除或光动力治疗；对于一部分晚期患者，也可选用光动力治疗。但在可切除食管肿瘤的治疗中，外科手术切除仍占据核心地位。同时，实施根治性淋巴结清扫术的食管切除术，能显著改善食管癌的控制效果，改善患者的生存质量。手术方式主要包括开放手术、腔镜手术及机器人手术等。

二、食管肿瘤内镜下治疗的整合康复

与传统外科手术相比，早期食管癌及其癌前病变的内镜下切除具有创伤小、并发症少、恢复快、费用低等优点，且两者疗效相当，5年生存率可达95%以上。原则上，无淋巴结转移或淋巴结转移风险极低、残留和复发风险低的病变均适合行内镜下切除术，包括ESD和EMR。

内镜下切除属于微创治疗，可能术后并发食管黏膜出血、穿孔、狭窄、感染等风险。

1 出血

出血包括术中出血和术后迟发性出血。术中出血指术中需要止血治疗（如电凝或止血夹止血）的局部创面出血；术后迟发性出血指操作术后30天内出现呕血、黑便等征象，血红蛋白下降20g/L以上。出血治疗原则及处理方法如下。

术中出血多见，应根据情况选择最佳的止血方法。对于少量渗血，内镜喷洒肾上腺素0.9%氯化钠注射液即可有效，而大量的渗血则可酌情选用内镜黏膜下注射肾上腺素0.9%氯化钠注射液，或采用热活检钳钳夹止血以及氩等离子凝固刀（argon plasma coagulation，APC）止血，也可用止血夹夹闭出血部位进行止血。

术后迟发性出血相对少见，若患者血流动力学稳定，经保守治疗一般可恢复；而支持治疗后仍存在血流动力学不稳定，则需急诊内镜下电凝、止血夹确切有效止血，极少需要外科手术。

术中出血多由操作中损坏黏膜下血管导致，因此操作

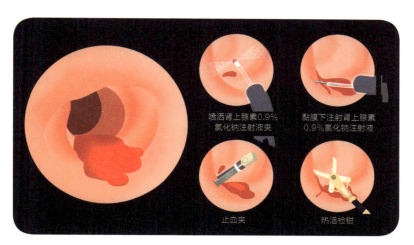

食管肿瘤手术止血的方式

中采取必要的预防措施是极为重要的，包括黏膜下注射液中加入肾上腺素0.9%氯化钠注射液以收缩血管，术中应用热活检钳对可疑血管进行钳夹电凝处理等。病变切除后仔细处理创面，对可见血管进行预凝，有助于预防术后出血。术后应用止血药和抗酸剂也可达到预防出血的效果。

② 穿孔

ESD术中穿孔风险较EMR更高，通常可在术中发现。若患者ESD术后突发前胸及颈面部皮下气肿，胸部平片或计算机断层扫描（computer tomography，CT）发现纵隔气体或查体见穿孔征象等，应考虑术后穿孔。ESD穿孔与操作者经验、病变部位及大小、病变处有无溃疡形成等相关。操作过程中使用 CO_2 气体及预防性夹闭肌层破损处可降低穿孔发生率，而创面处肌层暴露则会增加穿孔风险。消化道内积聚大量气体，容易使小的肌层裂伤形成穿孔，因此操作过程中应及时抽吸消化道内的气体。严格掌握内镜切除适应证、充分的黏膜下注射及选用合适的器械，也有利于预防穿孔发生。

穿孔的治疗原则及处理方法：术中及时发现穿孔，后续操作应减少注气注水，切除结束后行内镜下夹闭，术后予禁食、胃肠减压、静脉使用广谱抗生素及支持治疗等保守治疗多可恢复，有利于降低外科手术率。内镜夹闭失败或穿孔较大内镜无法夹闭时，可能需要外科手术，以防病情进展。穿孔并发气胸时，应及时进行负压引流。隐形穿孔保守治疗多可痊愈。

③ 食管狭窄

内镜下食管黏膜切除术后需要内镜下治疗的食管管腔狭窄，常伴有不同程度的吞咽困难，多见于术后1个月左右。食管黏膜病变范围、浸润深度、切除创面的环周比例与纵向长度，是术后食管狭窄的常见危险因素。大于3/4环周的食管黏膜病变，经内镜切除治疗的术后狭窄发生率可达88%～100%。

　　狭窄的治疗原则及处理方法：内镜下食管扩张术是最常规的治疗方法，多数狭窄经数次内镜下扩张可缓解，存在高危因素的病例术后行预防性食管扩张可降低狭窄发生率。支架置入可作为难治性病例的选择，但存在疼痛、肉芽组织长入支架、食管溃疡形成及部分支架不能取出等问题。近来有研究报道预防性覆膜支架置入，可安全有效降低近环周食管ESD患者术后狭窄发生率。生物可降解支架因支架降解支撑力下降及移位等问题，导致长期疗效不理想。口服或黏膜下注射糖皮质激素是预防狭窄的重要措施，可以降低狭窄的程度和减少扩张的次数。口服及局部注射糖皮质激素可有效预防术后狭窄发生，降低扩张需求，但最佳方案尚未达成共识。目前多采用糖皮质激素局部注射，细胞补片等再生医学技术尚处于研究阶段。

④ 内镜治疗后随访

　　内镜切除后随访要求3个月、6个月和12个月各复查1次内镜，若无复发，此后每年复查1次内镜。随访时应结合染色和（或）放大内镜检查，发现阳性或可疑病灶行选择性活检及病理诊断。另外，肿瘤标志物和相关影像学检查亦不可忽视，同时应警惕异时多原发食管鳞癌和第二原发癌（如头颈部鳞癌、胃癌等）。

复发的预防和处理：病变切除后应仔细检查创面，必要时使用染色或窄频影像（narrow band imaging，NBI）进行观察，发现病变残留时应及时行再次内镜下处理，有利于降低复发率。局部残留和复发的病变多可通过内镜下治疗清除，内镜下治疗失败者可追加手术或放化疗。

三、食管肿瘤光动力治疗的整合康复

光动力是利用光动力反应进行疾病治疗的一种技术。光动力反应是由可见光、近红外光或紫外光所驱动，通过生物组织中激发态光敏物质的退激而引发的一系列物理、化学和生物学过程。光动力疗法主要适用于食管癌的癌前病变、早期食管癌T1N0M0[①]患者、手术或放化疗后局部复发，或经过内镜微创治疗后局部复发的表浅肿瘤。

光动力治疗前，应充分评估患者的一般情况、局部肿瘤情况，制定相应的方案以达到最好的治疗效果，从而将风险降至最低，并关注患者不良反应的发生。

---

① T是肿瘤（tumor）的英文简写，代表肿瘤原发病灶的情况；N是淋巴结（node）的英文简写，代表肿瘤侵犯区域淋巴结情况；M是转移（metastasis）的英文简写，代表远处转移情况。

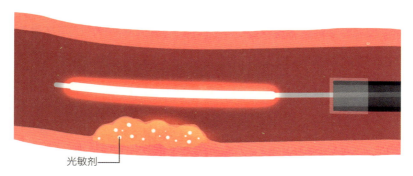

光敏剂——

光动力治疗

① 光过敏反应

光过敏反应主要表现为皮肤过度晒伤样改变，如充血、红肿、辣痛，少数出现皮疹，多为红斑、丘疹，伴瘙痒或灼痛，重者可能出现脱皮、水疱，后期可能出现色素沉着。在皮肤最初出现麻刺感或红斑时，要立即躲避阳光，用冷水湿敷发热红肿部位，此后需避免阳光直射2周。出现皮疹者，可口服抗过敏药物，局部涂抹含激素类药膏。出现明显肿胀、水疱者，为严重光毒性反应，需静脉使用激素类药物、口服抗过敏药，避免接触阳光。

② 胸骨后疼痛

胸骨后疼痛为食管癌光动力治疗的常见并发症，30%～40%的患者术后出现胸骨后疼痛。疼痛的原因早期是治疗区域组织反应性充血水肿，后期则可能是由肿瘤组织坏死脱落后合并感染所致。对面积比较大的病灶，光动力治疗后常规给予皮质醇激素以减轻水肿反应。止痛药物可根据患者数字评分法（numeric rating scales，NRS）给予不同阶梯的镇痛药物。要警惕食管瘘，晚期患者还要警惕大出血。

③ 发热

常为低热，与肿瘤组织坏死引起的全身炎症反应有关，一般无需特殊处理，必要时给予对症处理，如物理降温、口服解热镇痛药等。若发热持续不退，则应考虑合并感染、食管瘘等可能性，需进一步行影像学检查，必要时行胃镜检查；查血常规等实验室指标，必要时使用抗生素治疗。

④ 穿孔与瘘

穿孔与瘘为光动力治疗最为严重的并发症之一，在消化道肿瘤中，以食管癌最为多见。当肿瘤侵犯食管壁全层时，易导致肿瘤组织完全坏死脱落，发生穿孔。术前需明确肿瘤的侵犯深度及其毗邻关系；在激光照射后，密切观察该不良反应的发生情况，一旦发生穿孔，立即禁食水，建立全胃肠外静脉营养，予以抗感染治疗，必要时可以考虑放置食管覆膜支架、胃肠营养管或经皮胃（空肠）造瘘。

5　出血

在光动力治疗手术后，伴随肿瘤的变性坏死过程而并发的血性渗出为正常现象。如果肿瘤侵犯大血管，光动力治疗可能会导致大血管破裂，需谨慎。一旦出血，需密切监测生命体征；采取侧卧位，保持呼吸道通畅；建立有效的静脉输液通道；使用止血药物如注射用血凝酶等；可采取内镜止血或介入止血治疗等，必要时进行手术。

6　食管瘢痕狭窄

食管癌行光动力治疗手术后局部瘢痕狭窄的发生率较高，目前认为与光动力治疗后组织损伤引起炎症反应，继而局部发生纤维化有关。多次光动力治疗及既往接受放疗、化疗者，其发生率增加。根据患者具体情况，可行食管扩张术或放置食管支架缓解患者狭窄症状。

7　其他

食管中下段与心脏相邻，管壁薄，透光性好。在该部位进行光动力治疗时，激光可波及心脏及其包膜，可能导致患者心律失常、心功能衰竭、心包积液等并发症。此并发症罕见，术前应评估心功能，告知患者及其家属可能的风险及意外。一旦出现有临床意义的心律失常或心力衰竭，应立即停止治疗，密切进行心电监测和床边心电图检查，积极对症治疗，请心内科会诊。如果出现心包积液等，密切观察，积极治疗，必要时行心包穿刺引流。如造成纵隔炎、胸腔积液等，需行对症处理。

四、食管肿瘤开放手术的整合康复

开放式食管切除术是食管癌传统的手术方式，通常在胸部及上腹部等处做切口，实现肿瘤切除及清扫胸腹腔淋巴结的治疗目标。然而，由于创伤较大，术中出血量及术后并发症较多。

① 手术方式

食管癌开放手术的可选式式包括：经左胸或胸腹联合食管癌切除胸内或颈部吻合术、伊沃·刘易斯（Ivor-Lewis）食管胃切除术（经腹+经右胸手术）、经膈肌裂孔食管钝性剥脱术及食管内翻拔脱术、三切口（McKeown）食管胃切除术（经腹+经右胸+颈部吻合术）。可采用替代器官：胃（首选）、结肠、空肠。

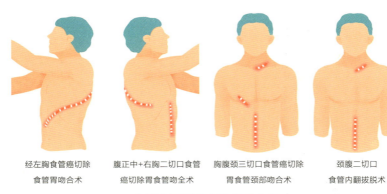

| 经左胸食管癌切除食管胃吻合术 | 腹正中+右胸二切口食管癌切除胃食管吻合全术 | 胸腹颈三切口食管癌切除胃食管颈部吻合术 | 颈腹二切口食管内翻拔脱术 |

食管癌开放手术的主要术式

② 开放手术后的整合康复

开放手术是传统的手术方式，需要较大的切口和深层操作，因此在术后康复上可能面临以下问题和需要特别关注的方面，需要医疗、护理、营养和心理治疗师多学科整合评估及康复治疗。

（1）疼痛管理

开放手术术后可能伴随较明显的疼痛。术后一段时间内，患者可能会感受到手术切口和组织的疼痛。有效的疼痛管理计划非常重要，包括药物镇痛和物理治疗，可以减轻疼痛不适。术后第一日每6~8h可用曲马多100mg或哌替啶50mg肌肉注射止痛，以使患者能够安静休息和做有力的咳嗽排痰。

食管肿瘤
整合康复患者指南 2024 版

（2）切口护理

术后切口的护理可以促进切口的愈合并避免感染。通常手术后早期为隔日换药一次，如切口渗血明显，可增加换药次数；必要时可以将切口切开，清创引流。

（3）呼吸康复

开放手术涉及胸廓的操作，可能导致胸廓疼痛和呼吸活动的受限。在康复过程中，患者需要进行呼吸锻炼和深呼吸，以预防肺部感染和促进肺功能的恢复。

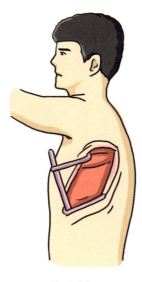

开放手术切口

（4）引流管道护理

开放手术患者术后通常留置各种引流管道，需要经常注意胸腹腔引流管的通畅，以便胸腹腔积液顺畅排出，能尽早复张。术后最初的12h，引流管管内水柱随呼吸有上下波动，其幅度一般为4~6cm。如无波动或波动很小，可能是因为引流管被血块或纤维素堵塞，可通过挤压引流管排除堵塞物，保持通畅。76h以后，胸腔引流量很少，经胸部听诊若术侧肺呼吸音清晰或经胸部透视肺路复张良好，可以将引流管拔除。

（5）营养支持

食管癌手术后，患者的饮食开始时需要液体饮食，逐渐过渡到半流质饮食和软食，然后逐渐恢复到正常饮食。在术后的康复过程中，患者应避免进食刺激性和不易消化的食物，如辛辣、粗糙、高脂肪和高纤维食物。制备色香味俱全的食物可以增加患者的食欲，鼓励患者进食。如患者出现食欲下降，补充富含n-3脂肪酸（1～2g/天）的口服营养补充剂，有助于增加食欲和营养的摄取。还可通过药物干预恢复食欲，再鼓励患者正常饮食。对于营养不良的患者，术前就建议进行营养干预。

（6）早期活动和康复锻炼

当前加速康复外科理念鼓励患者早期活动。术后第二天，如果患者生命体征平稳，可以让其在床上坐起，协助术侧的上肢活动；次日如无异常变化，可以离床适当活动，并定时做深呼吸运动；第七天可以拆除切口缝线。

随着康复的进展，患者可以逐渐增加日常活动量，并结合康复锻炼来恢复力量和功能。康复锻炼可以包括肌肉锻炼、有氧运动和灵活性活动。对于较复杂的手术，患者可能需要物理治疗师的指导和支持，来确保康复顺利进行。

（7）心理支持

手术对患者的心理和情绪可能会带来一定的影响。患

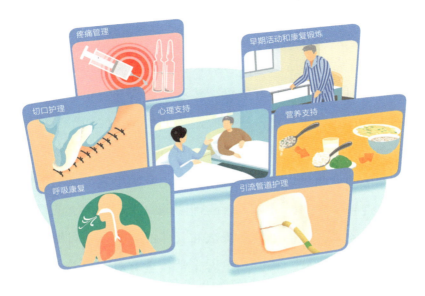

开放手术的整合康复

者可以寻求心理咨询师的帮助，参加支持团体或与其他患
者分享经验和情感。

五、食管肿瘤腔镜手术的整合康复

随着腔镜微创外科的不断发展，微创食管切除术
（minimally invasive esophag-ectomy，MIE）的适应范围
越来越广，早中期局部食管癌均可在腔镜下完成切除。
随着微创手术技术的发展，MIE手术方式也越来越多样
化。从最早的腹腔镜联合胸部小切口为主，发展到后来的

胸腹腔镜联合颈部小切口（胃食管颈部吻合，McKeown MIE）、胸腹腔镜联合食管癌切除（胃食管胸内吻合，Ivor-Lewis MIE）、经纵隔镜手术及机器人食管癌切除术（robot-assisted esophagectomy，RAE）等。

机器人辅助食管切除术包括3类：① 机器人辅助腹部操作+经食管裂孔途径食管切除术；②机器人辅助胸部+腹腔镜或开放食管切除术，包括复合机器人辅助经右胸腹正中二切口和复合机器人辅助经右胸—腹正中—颈部三切口；③ 胸腹全机器人辅助食管切除术，包括全机器人辅助经右胸—腹正中二切口和全机器人辅助经右胸—腹正中—颈部三切口。

食管癌腔镜手术后的康复要点及处理措施如下。

① 早期活动

术后早期进行主动的康复训练，包括早期下床活动、呼吸训练等，有助于预防并发症和促进术后康复。

② 饮食管理

术后应根据患者的消化功能恢复情况，逐渐过渡到正常饮食，避免摄取刺激性食物和高温食物，以减少吞咽困难和胸骨后灼热感等不适症状。对于营养不良的患者，流质饮食阶段建议使用肿瘤全营养配方的食品，帮助补充营养。如果患者出现食欲下降，补充富含n-3脂肪酸的口服营养剂，有助于增加食欲和营养的摄取。还可通过药物干预恢复食欲，再鼓励患者正常饮食。对于营养不良的患者，术前就建议进行营养干预。

③ 吞咽训练

术后需进行吞咽功能的评估和训练，通过规范的吞咽训练可改善患者吞咽困难的症状，提高生活质量。

六、食管肿瘤围手术期的饮食调整和饮食计划

营养不良是影响手术患者预后的独立危险因素。食管癌手术相对创伤大、治疗范围广，营养不良会导致围手术期一系列不良事件的发生，显著增加术后并发症的发病率，导致患者住院时间延长、住院费用增加、生活质量降低等不良预后。

根据加速康复外科理念的指导，为保证食管癌患者围手术期获得及时的营养治疗和管理，患者在门诊癌症确诊或抗肿瘤治疗初始时，应及时进行营养风险筛查（nutritional risk screening，NRS）和评估，及时发现患者

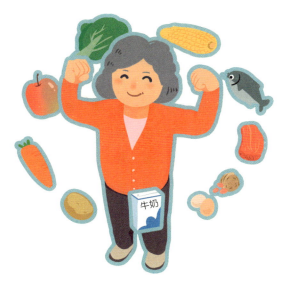

食管癌患者术前要保证能量和蛋白质的供给

由原发疾病、合并因素或手术计划而导致的较高营养风险，并及时进行营养治疗和干预，改善患者的营养状况。

食管癌患者术前要保证能量和蛋白质的供给，建议每天能量供给25～30kcal/kg（1kcal≈4185.852J，后面不再换算），每天蛋白质供给为1.5～2.0g/kg。普通饮食摄取如果无法达标，应尽早开始营养干预。及时给予口服营养（如肿瘤全营养配方食品），可以帮助患者补充营养，优化每一口食物的营养密度。具体饮食安排可参考患者术前营养摄取量表（表1），按每天30kcal/kg计算患者每日饮食摄取量。

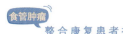

表 1　患者术前营养摄取量表

体重 (kg)	能量 (kcal)	蛋白质 (g)	谷类 (g)	瘦肉类 (g)	蛋类 (g)	奶制品 (g)	豆干 (g)	蔬菜 (g)	水果 (g)	植物油 (g)
50	1500	75~100	175	150	50~100	250	25	500	200	20
60	1800	90~120	225	175	100	250~500	50	750	200~250	20~25
70	2100	105~140	250	200~250	100	500	75	1000	250	25

　　术前存在营养风险、普通饮食摄取量不足以满足营养需求，且能经口进食、胃肠道结构及功能基本完整的食管癌患者，应及时给予口服营养补充（oral nutritional supplements，ONS），可以使用肠内营养液或者特殊医学用途配方食品。对于营养不良的肿瘤患者，优先使用含有精氨酸、核苷酸和n-3脂肪酸的全营养口服营养补充。既往研究发现，针对食管癌的手术患者，使用含有这三大免疫营养素的口服营养补充比普通的口服营养补充，有助于降低术后感染、缩短住院时间，所以推荐围手术期（术前5~7天持续到术后7天）应用含有免疫调节成分（精氨酸、n-3脂肪酸和核苷酸）的营养补充。具体计划可参考患者术前ONS营养摄取表（表2）。

表2　术前 ONS 营养摄取表

体重 （kg）	能量 （kcal）	日常饮食摄取量不足60% 营养目标量（kcal）	ONS量（kcal）
50	1500	<900	600（200mL*3次/天）
60	1800	<1080	720（240mL*3次/天）
70	2100	<1260	840（210mL*4次/天）

注：ONS量按1.0kcal/mL计算。

当普通饮食和ONS合计不足60%营养目标量时，可依次选管饲肠内营养、部分肠外联合肠内营养治疗及全肠外营养治疗。

七、食管肿瘤术后并发症的预防及治疗

① 吻合口瘘

Ⅰ级：需要延长患者禁食时间。

Ⅱ级：需要敞开换药，打开伤口进行充分引流。一般换药3周左右可痊愈。

Ⅲ级：纵隔内感染时，需要更深部的引流。

Ⅳ级：胸内瘘处理相对困难，对应胸膜腔需良好引流，瘘口愈合需几个月的时间。

② 消化器替代物坏死

消化道重建中使用的食管替代物出现不同程度的缺血坏死，包括胃、空肠或结肠。

Ⅰ级：局部消化器坏死，内镜下发现，只需给予监察或非手术治疗即可。

Ⅱ级：部分消化器坏死，视情况而定。

Ⅲ级：广泛消化器坏死，常需要切除消化器替代物合并二期食管改道。

③ 消化道气管/支气管瘘

消化道气管、支气管瘘常继发于吻合口瘘及管状胃瘘，胃液及脓性渗出液对气管膜部的侵蚀，可引起消化道气管、支气管瘘。

（1）保守治疗

保守治疗包括空肠造瘘术或内镜下放置十二指肠营养管，充分营养支持，等待瘘口自行愈合。

（2）介入治疗

气道内介入治疗可以及时控制误吸，刺激肉芽生长，并促进瘘口愈合。消化道支架不被支持，随着介入技术的发展，可通过覆膜食管支架或气管支架遮盖瘘口。

（3）手术治疗

早期极少需要手术修复，除非巨大瘘口，需要切除胸胃。对6个月以上无法愈合的气管食管瘘（tracheoesophageal fistula，TEF），可考虑外科治疗。

④　声带麻痹

声带麻痹发生率为10%～20%，主要是针对无法正常进食和呼吸功能障碍进行对症治疗。对误吸明显的患者，应停止经口进食，改为鼻肠管或空肠造口进行营养支持；两周后，开始慢慢经口半流带管进食；半流两周后，可考虑脱管完全经口进食。但双侧外展位固定的患者，可能需要气管切开甚至喉切除治疗。对术后出现喘鸣的患者，应当机立断给予气管切开治疗。

⑤　肺部感染

影像学证实食管癌患者术后会有肺部浸润影，伴或不伴感染的相关临床表现，包括发热、脓痰、白细胞升高、痰培养阳性和氧分压下降。

（1）预防肺部感染

① 术前戒烟两周以上，进行呼吸训练；

② 术中保持呼吸道通畅，及时清除气管支气管内的分泌物；

③ 术后及时鼓励咳嗽、咳痰，围术期合理液体治疗。

（2）术后肺部感染的治疗

① 雾化治疗，应用化痰和排痰药及有效使用抗生素，加强呼吸道管理，必要时可予纤支镜吸痰；

② 合并胸膜腔积液或脓胸时，及时引流；

③ 应用呼吸机辅助呼吸，超过48h并预计5天内无法脱机时，可行气管切开；

④ 积极处理吻合口瘘、食管气管瘘等诱因。

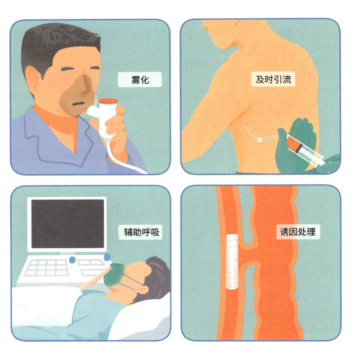

术后肺部感染的治疗

6　乳糜胸

乳糜胸是由大量淋巴液从胸导管或其主要分支的瘘口进入，并潴留在胸腔而形成的。乳糜胸一般出现在术后第4 ~ 5天，偶尔也可在术后24h之内或第7 ~ 14天表现出来。发生乳糜胸后，应先采取保守治疗，密切观察乳糜排出量；当保守治疗无效，胸腔引流量每日在1000mL以上时，观察时间应不超过1周，须及时手术治疗。

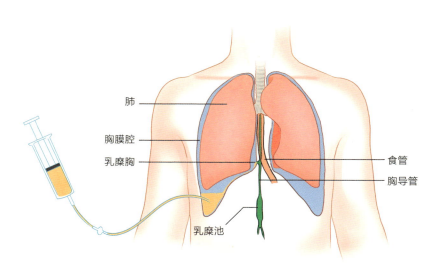

肺

胸膜腔

乳糜胸

食管

胸导管

乳糜池

乳糜胸

第5章 食管肿瘤放射治疗的整合康复

一、食管肿瘤放射治疗的原理和应用

1 放射治疗的原理

放射治疗是用放射性物质、电离辐射等治疗肿瘤疾病的方法。其基本原理是利用放射性物质或电离辐射对肿瘤

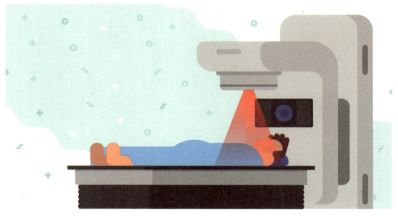

放射治疗示意

细胞进行杀伤，通过辐射能量的传递和被辐照物质的物理、化学反应来影响生物分子的结构和功能，破坏肿瘤细胞的增殖反应，阻止细胞分裂，最终导致肿瘤细胞死亡。

② 放射治疗的应用

（1）术前放疗

理论上讲，术前放疗能有效减小肿块的体积，减轻肿瘤对周围组织的浸润，降低局部复发率，提高手术治疗效果。

（2）术前放化疗

对于局部晚期的食管癌患者来说，术前放化疗能够通过放疗和化疗互补的抗肿瘤作用，协同杀灭肿瘤细胞，从而降低手术难度和死亡风险，提高R0切除率。

（3）术后放化疗

对于局部晚期食管癌接受手术治疗后，术后放化疗能够降低复发率，提高生存率。

（4）根治性放化疗/放疗

①对于pT1b-2N0期非颈段、不能耐受或拒绝手术患者，推荐行根治性同步放化疗；②对于cT1b-2N+或cT3-4aN0/N+、PS评分为0～1分、颈段和拒绝手术或有手术禁忌患者，建议行根治性同步放化疗；③对于cT4bN0/N+、

PS评分为0～1分患者，推荐行根治性同步放化疗。

（5）姑息性放疗

姑息放疗常用于：①晚期病变化疗后转移灶缩小或稳定，可考虑原发灶放疗；②远处转移引起临床症状者；③为解决食管梗阻，改善营养状况的晚期患者。

二、食管肿瘤放射治疗常见的副作用和管理方法

1 放射治疗常见的副作用

（1）放射性食管炎

食管炎典型的症状为咽下疼痛或胸骨后疼痛，常见于放疗后1周或数周，一般症状较轻。严重者可出现胸部剧痛、发热、呛咳、呼吸困难、呕吐、呕血等，应警惕食管穿孔或食管气管瘘的发生。

（2）放射性食管狭窄

放射性食管狭窄诊断主要依靠病史和临床表现以及影像学检查。若患者放疗数月后出现吞咽疼痛和困难时，应高度怀疑放射性食管狭窄的发生。识别食管狭窄的类型、部位及受累长度十分关键。黏膜损伤导致的狭窄较短，并且主要位于食管病变的远端或近端；而黏膜下或肌层狭窄的病变较长，通常位于病变部位，超过2.5cm的狭窄通常预示扩张效

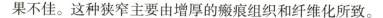

果不佳。这种狭窄主要由增厚的瘢痕组织和纤维化所致。

（3）放射性食管穿孔

食管穿孔常发生在食管癌放疗中或放疗后。常见的临床表现为白细胞升高、低热、胸背痛、饮水呛咳等，常伴随感染、恶病质等并发症。

（4）放射性口腔黏膜炎

放射性口腔黏膜炎主要表现为口腔黏膜充血、红斑、水肿、糜烂以及不同程度的溃疡等，患者往往表现为局部疼痛、进食困难、口干以及味觉障碍等。

（5）放射性肺损伤

放射性肺损伤所产生的并发症包括急性放射性肺炎和放射性肺纤维化。通常临床症状无特异性，表现为咳嗽、气短、发热。咳嗽多为刺激性干咳或少痰，一般为白色黏液痰，气短程度不一。严重者在安静状态下，也合并明显呼吸困难，需吸氧或辅助呼吸。部分患者伴发热，也有在咳嗽、气短症状出现之前发热者，体温一般为37.0～38.5℃。听诊两肺多无明显干湿性啰音，部分患者会出现呼吸音粗糙、呼吸音减弱等非特异性表现。放射性肺纤维化临床症状多以气短为主，合并感染者可能出现发热、咳嗽、咳痰的症状。

（6）放射性心脏损伤

放射性心脏损伤临床表现包括急慢性心包炎、心肌病、瓣膜功能不全、心电传导异常及冠状动脉粥样硬化等。

（7）放射性皮炎

放射性皮炎主要表现为红斑、水肿、色素沉着和脱皮等症状。在放射期间或放疗后可能出现类似放射性皮炎症状，如接触性皮炎、湿疹、荨麻疹和变应性皮肤血管炎等，需要鉴别。放疗常见的副作用和管理方法见表3。

表3　放疗常见的副作用和管理方法

副作用	临床表现	管理方法
放射性食管炎	咽下疼痛或胸骨后疼痛，严重者可出现胸部剧痛、发热、呛咳、呼吸困难、呕吐、呕血等	消炎、止痛、修复受损的食管黏膜及营养支持。如果不影响进食，可暂观察，进温热、无刺激的半流食，多饮水；中重度疼痛影响进食者，可给予静脉补液、抗炎、激素、抑酸、口服消化道黏膜保护剂如硫糖铝等处理，口服稀释后的利多卡因可达到黏膜表面麻醉效应，能减轻局部疼痛，但要注意有过敏反应者。必要时需暂停放疗
放射性食管狭窄	吞咽疼痛	内镜下治疗仍是首选，主要包括内镜下的球囊或探条扩张、切开、局部注射激素、置入支架等
放射性食管穿孔	白细胞升高、低热、胸背痛、饮水呛咳等症状，常伴随感染、恶病质等并发症	食管癌放疗穿孔的一般处理原则是尽早闭合瘘口，禁食，控制感染，抑酸，充分营养支持，维持水、电解质及酸碱平衡。闭合瘘口的具体方法有手术治疗和介入治疗两种

续表

副作用	临床表现	管理方法
放射性口腔黏膜炎	口腔黏膜充血、红斑、水肿、糜烂以及不同程度的溃疡等，局部疼痛、进食困难、口干以及味觉障碍等	低能量激光治疗、生长因子和细胞因子治疗，也可使用成品中药复方制剂如双花百合片等。保持口腔清洁，早晚使用软毛牙刷及含氟牙膏刷牙，饭后及睡前多含漱；积极的营养支持，若疼痛较为严重，可根据疼痛等级相应采用非甾体抗炎药、弱阿片类药物、强阿片类药物等对症处理。溃疡严重或感染时，可使用抗生素；若真菌感染严重，可使用氟康唑（大扶康）咪康唑口腔贴片等抗真菌药物
放射性肺损伤	咳嗽、气短、发热	基本药物治疗可选择糖皮质激素、抗生素，除此之外，可针对患者临床症状使用止咳、化痰等药物，严重时应给予吸氧、雾化等对症支持治疗
放射性心脏损伤	急慢性心包炎、心肌病、瓣膜功能不全、心电传导异常及冠状动脉粥样硬化等	减少放射性心脏损伤的危险因素，抗炎、抗血栓及营养心肌治疗。他汀类不仅是有效的降脂药物，还具有抗炎、抗血栓形成和抗纤维化作用，可以减轻放射诱导的心肌纤维化；血管紧张素转化酶抑制剂（angiotensin converting enzyme inhibitors，ACEI）能抑制心肌纤维化，阿司匹林具有抗血小板聚集的作用
放射性皮炎	红斑、水肿、色素沉着和脱皮等	大多数患者只需一般皮肤护理措施，如用亲水性润肤剂进行保湿，或使用外用激素有效控制瘙痒感。皮肤部位继发性感染及糜烂时，需每周对创口进行评估，对可疑继发感染需及时查血常规并合理使用抗生素。发光二极管（light emitting diode，LED）光疗具有抗炎、促修复及再生作用，可以用于减轻放射性损伤及修复性治疗。当皮肤坏死和溃疡时，治疗方法主要包括外科清创、全厚皮片移植、肌皮瓣或带蒂皮瓣移植，必要时需要终止放疗

② 康复管理方法

（1）预防性康复管理

放疗前：全面评估患者放疗副反应的发生风险，如年龄、一般状况、基础内科疾病、基础心肺功能、肿瘤大小及位置、是否已接受过化疗及所用药物等。放疗中：密切观察患者的病情，及时发现各种副反应前兆，如食管穿孔要特别注意溃疡型及髓质型肿瘤且外侵范围广的食管癌患者。放疗后：继续加强营养，定期复查钡餐透视或胸部CT，如有水肿等感染表现，应积极进行抗感染治疗。

（2）西医康复管理

随着照射剂量的增加，各种放疗副反应的发生率及严

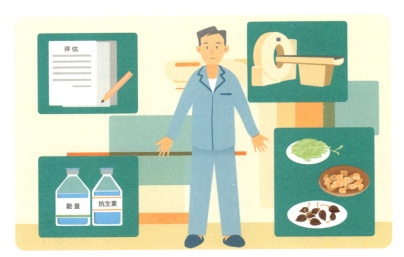

放疗的康复管理方法

重程度随之增加。放疗中一旦出现相应症状，应尽早给予积极治疗，以防放疗副反应进一步加重。

1）轻度症状者

对于轻度症状者，可以观察或给予对症处理；对于不能进食患者，可给予静脉补充水分、维生素、能量处理；根据患者是否合并感染或严重黏膜水肿，给予相应的抗生素、激素治疗3～5天，采用卧床休息、吸氧、高蛋白和高维生素饮食等支持疗法。如果患者伴随疼痛，同时给予非甾体消炎药或阿片类药物止痛处理。

2）重症患者

一旦发现患者出现食管穿孔症状，需要立即禁食、禁水、控制感染、抑酸、充分营养支持，维持水、电解质及酸碱平衡。如果患者发生照射部位溃疡、出血坏死及全身严重感染等反应时，应立即暂停放疗和脱离射线，并进行综合治疗。

（3）中医康复管理

放射线属"热毒"，热毒蕴结、血脉壅滞，作用于食管，患者出现咽下困难伴疼痛，胸骨后烧灼感，即放射性食管炎的症状；作用于心脏，则伤津耗液，致气阴两亏，可使用中药对症治疗放疗相关副作用。

第6章　食管肿瘤化疗的整合康复

一、食管肿瘤化疗的原理和应用

　　化疗是化学药物治疗的简称，是临床针对食管恶性肿瘤较为常用的一种治疗方式。其原理是通过使用化学药物将癌细胞杀死，从而达到治疗、缩小肿瘤的效果。化疗可以单独使用，也可以与手术、放疗、免疫治疗等其他治疗方式结合使用。按照治疗的目的分为根治性放化疗（以治愈为目的）、姑息性化疗、围术期化疗（手术前、后应用化疗）等。

二、食管肿瘤化疗的常见副作用和管理方法

　　化疗药物治疗的毒性是不可避免的，由于患者个体耐受差异及化疗方案的不同，每个患者的毒性反应存在差

异，如化疗期间可能出现恶心、呕吐、食欲缺乏等胃肠道
反应，也可能出现白细胞计数降低、血小板计数降低等骨
髓抑制反应。但是通过使用一些积极的治疗手段后，大部
分化疗反应是可以控制和减轻的，如化疗药物的预处理、
止吐、升白细胞、升血小板、抗疲乏等治疗措施。化疗的
常见副作用和管理方法见表4。

表4　化疗的常见副作用和管理方法

副作用	临床表现	管理方法
血液毒性	发热、乏力、头晕、皮肤黏膜出血、鼻衄等，白细胞、红细胞、血小板的数目减少等	使用升白细胞、升血小板、纠正贫血的药物缓解症状，如粒细胞集落刺激因子、促红素、白介素-11、血小板生成素（thrombopoietin，TPO）等药物及中成药口服。如果患者出现重度贫血、血小板减少，可以输注红细胞、血小板治疗。定期复查血常规、凝血常规等。注意休息，注意室内通风，尽量不去人群聚集的公共场所，外出时应当佩戴口罩；保持口腔卫生及皮肤清洁，避免皮肤破损，饮食增加含铁食物的摄取量等
胃肠道反应	恶心、呕吐、腹痛、腹泻、便秘等	根据化疗药物的不同止吐风险，选择相应止吐药物的治疗方案，如地塞米松、5-羟色胺3（5-hydroxytryptamine 3，5-HT3）受体拮抗剂、神经激肽-1（neurokinin-1，NK1）受体拮抗剂及辅助止吐药物等。伊立替康可引起迟发性的腹泻，需要给予洛哌丁胺等药物进行治疗。避免摄取辛辣刺激、寒凉的食物等

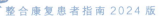

续表

副作用	临床表现	管理方法
肾脏毒性	少尿或无尿、蛋白尿和管型尿、血尿、不明原因的水肿、高血压、肾功能减退、化验尿素氮、肌酐等数值的增高	多饮水，给予充分的水化、碱化尿液及利尿，以保持足够的尿量。请肾病专科医师诊治，必要时进行透析治疗。避免同时应用其他肾损伤药物，必要时减量或更换其他化疗药物
肝脏毒性	乏力、腹胀、黄疸等，谷丙谷草转氨酶、谷草转氨酶、胆红素升高	停用可疑药物和可能导致肝损伤的药物。积极治疗肝脏基础疾病，应用保肝、抗炎、解毒药物。改变不良生活习惯，及时咨询肝病科医师
神经毒性	四肢麻木、疼痛、运动障碍等	调整药物剂量。可口服B族维生素、叶酸、烟酰胺等药物及三环类抗抑郁药、5-HT和去甲肾上腺素再摄取抑制剂和钙通道阻滞剂缓解神经病理性疼痛。防跌倒、防磕碰伤、防烫伤、防冻伤、防锐器伤。选择易于消化并富有营养的软食，多吃维生素B_1含量高的食物
心脏毒性	心悸、胸闷、胸痛、下肢水肿等，血压升高、心动过速，心电图、心脏彩超特异性变化等	请心内科专科医师诊治，按时服药，养成健康的生活方式，定期监测血压、心率，定期复查随诊
口腔黏膜炎	口腔黏膜充血、水肿、出血、溃疡、疼痛	止痛：用利多卡因含漱液含漱，局部喷康复新液等；严重时可应用全身性止痛药。口腔护理：用软毛牙刷刷牙、清水或漱口水漱口。如果是不能自理者，请进行口腔护理。避免进食过热、粗糙和坚硬、辛辣、刺激性食物，戒烟戒酒。使用肿瘤全营养配方加强营养，进行心理疏导

三、食管肿瘤围化疗期的体力恢复和生活方式改善

① 化疗前的体力恢复和生活方式改善

化疗前要加强营养，均衡、清淡、易消化饮食，多吃一些富含优质蛋白质的食物，如瘦肉、蛋类、奶类等。保持良好的心态，调整好睡眠。治疗前及时纠正如心、肝、肾、肺等脏器功能异常，充分认识化疗的相关毒副作用。

② 化疗中的体力恢复和生活方式改善

大多数肿瘤患者需要在医院使用化疗药物，用药时需按医嘱，不可以自行调节输液速度。如果需要在家口服化疗药物，应该在医生、护士的指导下掌握正确的用药知识，不可以随意增量减量，不可漏服，积极配合治疗。监测化疗过程有无身体不适，如有不适，及时向医护人员反馈及诊治。

化疗期间饮食应以清淡、易消化、高营养为主，注意种类多样、荤素搭配、营养全面。由于患者在化疗期间容易食欲不振，建议丰富食物的种类以及色、香、味，适当添加调味料，以增加食物的风味，调动患者的食欲。优先给予高蛋白、高热量的食物。在日常三餐的基础上，可以适当加餐。多饮水，每日需饮水2000mL左右，避免吃油腻、

生冷、辛辣刺激、不好消化的食物。保持充足的睡眠，适量有氧运动。如果患者出现食欲下降，可通过药物干预恢复食欲，再鼓励患者正常饮食。考虑使用富含复合益生菌群的植物发酵饮品或含有免疫营养素精氨酸、核苷酸、n-3脂肪酸肿瘤全营养配方食品补充营养，改善免疫。

③ 化疗后的体力恢复和生活方式改善

肿瘤患者化疗结束后出院休养，要保证睡眠质量，每天睡7~8h，平时应穿着舒适的棉质衣物，出门做好物理防晒，避免暴晒或吹冷风。饮食应以清淡、易消化、高营养软烂食物为主，多选用蒸、煮、炖、煨等烹调方法，避免炸、烤等不健康的方式。不触碰冰冷的物体，如钥匙、水龙头、门把手，不用凉水洗手，不吹空调冷风，不使用冰箱。尽量减少人员探视，不去人流密集的场所，不接触已经出现感染

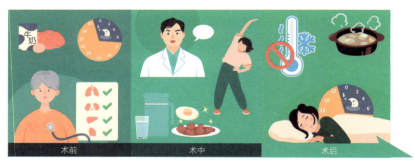

围化疗期的体力恢复和生活方式改善

症状的患者。如果有家庭成员感冒，需要注意与患者隔离。日常活动小心磕碰，行动不便的患者需有家属陪同。在身体条件允许的情况下，可以适当运动，但要注意避免过度劳累。家属要给予必要的心理疏导，给患者增加治疗信心，减少心理压力，也可以减轻身体和心理上的不适感。

在化疗期间及化疗后，大部分患者会有不同程度的癌症相关性疲乏（cancer related fatigue，CRF），中医属于"虚劳"范畴，主要病机为正气不足，关键在于扶助正气。也就是说，使用扶助正气的药物或其他治疗方式增强体质，提高人体的抗病能力，以达到战胜疾病的目的。中医药和免疫疗法在改善CRF方面有一定的优势，正元胶囊有益气健脾、补肾填精、滋阴潜阳、大补元气、滋补肝肾、理气健脾的功效，可显著改善肺癌、食管癌、乳腺癌、胃癌及肝癌患者的CRF症状，提高患者的生存质量。胸腺法新作为免疫调节药物，具有增加免疫细胞数量、调节机体免疫功能的作用，可以改善食管癌患者的免疫功能。《2021 CRF诊疗指南》在"CRF的对因治疗"章节的首段即提出："研究显示，胸腺法新能减轻肿瘤患者治疗后出现的乏力、虚弱等不良反应。"如果患者有疼痛症状，应及时到医院就诊采取止痛治疗，提高生活质量。按照出院医嘱定期来院复查随诊。

第7章 食管肿瘤靶向治疗的整合康复

一、食管肿瘤靶向治疗的原理和应用

靶向治疗是一种通过调控肿瘤分子病理过程中的特定靶点，选择性干预肿瘤细胞增殖、浸润及转移的治疗方式。目前在食管肿瘤治疗领域，曲妥珠单抗、维迪西妥单

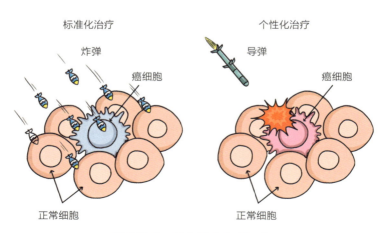

靶向治疗即特异性攻击癌细胞

抗、阿帕替尼获得了胃食管交界腺癌的适应证，安罗替尼、阿帕替尼也可用于食管鳞癌的治疗。

二、食管肿瘤靶向治疗的常见副作用和管理方法

总体而言，肿瘤靶向药物的不良反应是可预期和可控的。如果在副作用比较严重的情况下，需要及时停止使用药物并更换其他的靶向药物来做治疗，以减轻副作用。表5和表6列出了曲妥珠单抗、安罗替尼和阿帕替尼常见的副作用和管理方法。

表 5　曲妥珠单抗常见的副作用和管理方法

副作用	临床表现	管理方法
充血性心力衰竭（congestive heart failure, CHF）	呼吸困难、端坐呼吸、咳嗽增加、肺水肿、S3奔马律或心室射血分数减少	心脏风险高（如高血压、冠状动脉疾病、充血性心衰、舒张功能不全、老年人）的患者慎用本品；基线时，进行心脏评估，治疗期间每3个月重复一次，终止治疗后每6个月重复一次，直至停止曲妥珠单抗给药治疗后24个月；用药后如出现心脏不适，及时告知医生，完善相关检查，并根据左心室射血分数（left ventricular ejection fraction, LVEF）值的下降程度决定是否暂停或永久停用曲妥珠单抗；若在曲妥珠单抗治疗期间发生了有症状的心力衰竭，则应使用心力衰竭的标准疗法进行治疗。这些标准治疗包括血管紧张素转化酶抑制剂或血管紧张素受体阻滞剂和β-阻滞剂

副作用	临床表现	管理方法
输注反应	发热、寒战、偶尔会有恶心、呕吐、头痛、眩晕、呼吸困难、低血压、皮疹和乏力	中断输注；对症处理的药物包括解热镇痛药、抗组胺药等，严重反应可给予吸氧、肾上腺素、皮质激素、支气管扩张剂等；所有发生重度输注反应的患者应考虑永久停药；如非重度输注反应，在症状减轻后，可恢复输注给药；由于晚期恶性肿瘤并发症或并发症导致静息状态下呼吸困难的患者，致命性输注反应的风险可能会更高，因此这些患者不应接受曲妥珠单抗治疗

表 6　安罗替尼和阿帕替尼常见的副作用和管理方法

副作用	临床表现	管理方法
高血压	无不适症状或头痛、头晕等	开始用药前6周每天监测血压，后续用药期间每周监测血压2～3次，发现高血压或头痛、头晕症状时，应积极与医生沟通，并在医师指导下接受降压药物治疗。根据高血压的发生级别，进行小分子抗血管生成药物的剂量调整
手足综合征	手足掌底部位皮肤肿胀、剥落、水泡、皲裂、出血或红斑，常伴有疼痛	①应采取对症治疗处理，包括加强皮肤护理、保持皮肤清洁、避免继发感染、避免压力和摩擦；②局部使用含尿素和糖皮质激素成分的乳液或润滑剂；③发生感染时，局部使用抗真菌药或抗生素治疗，建议在皮肤专科医师的指导下使用；④如≥3级，应联系医生，考虑下调1个剂量后，继续用药；⑤如果采取以上措施后，不良反应仍没有缓解，应联系医生，考虑停药

续表

副作用	临床表现	管理方法
蛋白尿	无症状或尿液中泡沫增多、浮肿、胸腔或腹腔出现积液等	①治疗期间进行基线和定期尿常规检查；②对连续2次尿蛋白≥++者，须进行24h尿蛋白测定，根据不良反应级别采取包括暂停用药、剂量调整和永久停药等处理措施；③在专科医师的指导下，进行对症治疗
肝脏毒性	乏力、腹胀、黄疸等，谷丙谷草转氨酶、谷草转氨酶、胆红素升高	①治疗开始前、每个治疗周期以及临床需要时，应监测肝功能；②发生3～4级转氨酶升高时，建议暂停用药，同时需监测血清转氨酶及总胆红素直至其水平明显下降后，可恢复用药；③根据转氨酶升高程度可考虑使用保肝药
腹泻	大便次数增多、粪质稀薄	根据腹泻程度，在医生指导下使用蒙脱石散、洛哌丁胺等治疗；注意评估有无脱水或电解质失衡，必要时考虑静脉补液，严重时可考虑使用生长抑素
牙龈口腔肿痛	口腔疼痛、口腔黏膜炎、牙疼	保持口腔清洁、注意控制疼痛、减少感染发生。推荐使用包括利多卡因、碳酸氢钠或氯己定等含漱液或相应的涂剂对症处理，促进愈合。注意均衡营养和水的摄取，个性化膳食，避免热、辛辣食物，禁烟酒，禁用含酒精的含漱液。必要时，可到口腔科就诊。根据牙龈口腔肿痛的程度，在医生的指导下，可采取包括暂停用药、下调1个剂量，甚至永久停药的措施
出血	常见鼻出血、齿龈出血等	动态观察或给予止血处理；对于出现2级出血事件，应暂停用药；如2周内能恢复至<2级，则下调1个剂量继续用药；如再次出血，应永久停药；一旦出现3级或以上出血事件，则永久停药

三、食管肿瘤患者口服靶向药物治疗期间的注意事项

1 遵医嘱按时服药

安罗替尼的服用方法为早餐前口服，服用2周，停1周；阿帕替尼的常规服用方法为餐后半小时服用，每天服用1次。注意遵医嘱按时服用，每日服药时间尽可能相同，尽量不要漏服。如果漏服安罗替尼，应确认距下次用药时间，如果短于12小时，则不用补服。如果漏服阿帕替尼，则不用补服。

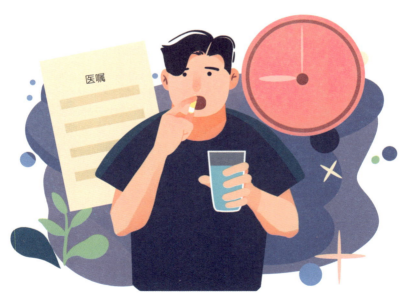

口服靶向药物的注意事项

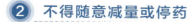

② 不得随意减量或停药

如果靶向治疗期间身体出现不适或异常，应及时和医生沟通，由医生来判断不适是否与药物有关，在医生指导下进行用药调整，不要自行减量或停药，以免影响治疗效果。

③ 生活注意事项

靶向药物治疗期间，应生活规律、按时休息、适当运动、保证营养。好的身体和精神状态有利于靶向治疗的进行。

第8章　食管肿瘤免疫治疗的整合康复

一、食管肿瘤免疫治疗的原理和应用

区别于手术、靶向、放化疗等传统的治疗方法，免疫疗法不是直接杀死癌细胞，而是调动体内能识别肿瘤的免疫细胞，提高免疫系统的作战能力，靠它们来间接杀灭和控制癌细胞。因此，免疫治疗具有副作用小、安全有效等优势，被广泛应用于各类肿瘤的治疗中。

免疫疗法主要包括免疫检查点抑制剂［程序性细胞死亡蛋白1/其配体（programmed cell death protein 1/its ligand，PD-1/L1）和细胞毒T淋巴细胞相关抗原4（cytotoxic T - lymphocyte antigen 4，CTLA-4）抑制剂］、过继性免疫细胞治疗［嵌合抗原受体T细胞免疫疗法（chimeric antigen receptor T-cell immunotherapy，CAR-T）］、肿瘤浸润淋巴细胞（tumor infiltrating lymphocyte，TIL）、

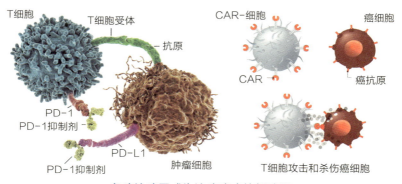

免疫治疗已成为治疗癌症的新武器

自然杀伤细胞（natural killer，NK）、细胞因子诱导的杀伤细胞（cytokines induced killer cells，CIK）/树突状细胞（dendritic cell，DC）、细胞因子疗法、肿瘤疫苗（provenge/cimavax）、免疫调节剂（白介素、干扰素、胸腺法新等）等。目前获批的食管癌PD-1单抗分别为纳武利尤单抗、帕博利珠单抗、特瑞普利单抗、信迪利单抗、卡瑞利珠单抗、替雷利珠单抗、斯鲁利单抗及PD-L1抑制剂舒格利单抗等。

二、食管肿瘤免疫治疗的常见副作用和管理方法

① 常见副作用

免疫治疗导致不良反应的主要机制是因为激活了免疫系统，引起免疫系统对于正常组织的识别和攻击。常见不

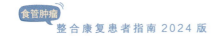

良反应主要有以下5种。

（1）**皮肤毒性**

皮肤毒性为最常见的免疫相关副作用，临床中约1/3患者会出现不同程度的皮肤毒性。多数皮肤毒性可以通过适当的干预而不影响免疫治疗，但这需要临床医师早期发现并及时干预。如果发生4级皮肤毒性，应该永久终止使用免疫治疗。其中，斑丘疹和瘙痒较多，而苔藓病、湿疹、牛皮癣之类也可能发生。

（2）**消化道毒性**

消化道毒性的主要表现为腹泻、结肠炎，是免疫检查点抑制剂（immune checkpoint inhibitors，ICIs）治疗最常见的毒性之一。腹泻一般发生在3次治疗之后，也可能发生在紧随第一次治疗之后。

（3）**肝毒性**

肝毒性主要表现为谷丙转氨酶或谷草转氨酶升高，伴或不伴有胆红素升高，一般在治疗开始后6~14周出现。

（4）**肺毒性**

在所有肺炎病例中，72%的患者为1~2级。大部分的免疫相关性肺炎需要激素或免疫抑制剂的治疗。

（5）**内分泌毒性**

内分泌毒性包括甲状腺功能异常和垂体炎，大部分甲

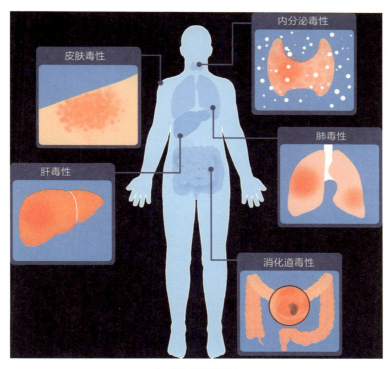

免疫治疗的毒性

亢都是一过性反应。免疫治疗攻击甲状腺一般会出现一过
性甲亢，若早期过早介入治疗可能导致严重的甲减。因
此，对于临床症状轻微的甲亢建议以临床观察为主，无须
过度干预。免疫引起的内分泌毒性还可能导致继发性的不
良反应。例如，免疫导致免疫肾上腺功能减退、皮质醇降
低，进而导致电解质的紊乱、低钠血症，而低钠血症又会
导致脑水肿，可以选用氢化可的松替代治疗。

除上述5种不良反应外，还有少见毒性，包括心血管、肾脏、血液、神经和眼毒性。

② 管理方法

在开始免疫治疗之前，医师必须评估患者发生毒性的易感性，并进行相关的患者教育。基线的影像学检查对于判断甲状腺、垂体和肺等器官的毒性非常有帮助。基线甲状腺、垂体和肾上腺功能检查十分重要，可以协助医师通过检测值的变化，来判断患者是否发生了内分泌毒性。除了加强监控和检查，根据轻重程度，可能还需要对免疫治疗暂时停药，甚至永久停药。如果比较严重，通常需要要求患者住院并配合使用免疫抑制剂（包括"强的松"等）进行治疗。

（1）皮肤不良反应的管理方法

皮肤不良反应是最常见的一类免疫不良反应，通常出现较早，在治疗前两周即可出现，其临床表现广泛多样，如躯干或四肢的斑丘疹等。常见的轻微皮肤不良反应，一般不需要患者住院处理，可以口服或外用涂抹的药物对症缓解。大多数皮肤不良反应严重程度较低且不会导致免疫治疗中止，但有研究报道少数免疫药物导致的皮肤毒性表现为具有致死性的大疱性皮肤病，需要住院接受治疗，并需停用免疫治疗药物。

（2）消化道不良反应的管理方法

对于轻度腹泻、结肠炎患者，可采取大量饮水，避免高纤维、乳糖饮食。此外，需保持肛周皮肤清洁，避免肛周皮肤破损。对于每天排便≥4次或大便带血患者，则需住院治疗。

（3）呼吸道不良反应的管理方法

对于老年人、哮喘、慢性阻塞性肺病或其他有心肺疾病症状的患者，应特别注意。当患者出现咳嗽、呼吸困难、胸痛的肺部症状或原有症状加重时，应及时住院治疗。

（4）内分泌不良反应的管理方法

如患者出现以下表现：①甲状腺功能亢进，如心慌、出

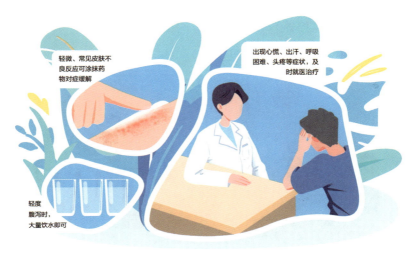

免疫治疗副作用的管理

汗、手抖、吃饭次数和大便次数增加；②甲状腺功能低下，如乏力、胃寒、体重增加、便秘还有脱发；③垂体炎，患者经常出现头痛，视物模糊。以上情况则需及时治疗。

三、食管肿瘤免疫治疗期的体力恢复和生活方式改善

① 适当进行文化娱乐活动，体育锻炼，如慢走散步、游泳、打太极拳等中低强度运动。

② 生活作息上有规律，做到早睡早起，避免过度劳累。

③ 调整心态，合理释放不良情绪，保持情绪稳定和乐观。食管肿瘤患者保持积极良好的情绪，可以从精神上、心理上消除紧张情绪，保持平衡的心态，有利免疫功能的提高。

④合理调控饮食，注意营养均衡。

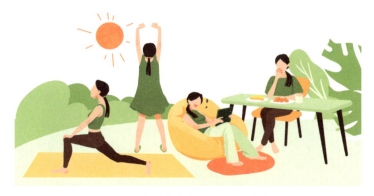

免疫治疗的体力恢复和生活改善

第9章　食管肿瘤中西医结合治疗的整合康复

一、中医治疗在食管肿瘤整合康复中的作用

❶ 中医治疗在早期食管癌整合康复中的应用

早期食管癌的常见中医辨证分型有：①痰气交阻证，治法为燥湿化痰、理气散结，方剂选择半夏厚朴汤加减；②津亏热结证，治法为养阴生津、清热解毒，方剂选择沙参麦冬汤加减；③痰瘀互结证，治法为活血祛瘀、化痰散结，方剂选择二陈汤和血府逐瘀汤；④气虚阳微证，治法为健脾益气、温中升阳，方剂选择理中汤和补中益气汤。

❷ 中医治疗在可根治食管癌整合康复中的应用

可根治食管癌的常见中医辨证分型有：①气血亏虚证，治法为健脾益气、养血柔肝，方剂选择八珍汤加减；②肺胃阴伤证，治法为养阴益胃、金水相生，方剂选择麦门冬

汤加减；③痰瘀互结证，治法为活血祛瘀、化痰散结，方剂选择二陈汤和血府逐瘀汤；④阳微阴结证，治法为温中益阳、化痰散结，方剂选择理中丸和半夏厚朴汤加减。

❸ 中医治疗在晚期食管癌姑息治疗中的作用

晚期食管癌的常见中医辨证分型有：①气血亏虚证，治法为健脾益气、养血柔肝，方剂选择八珍汤加减；②痰气交阻证，治法为燥湿化痰、理气散结，方剂选择半夏厚朴汤加减；③痰瘀互结证，治法为活血祛瘀、化痰散结，方剂选择二陈汤和血府逐瘀汤；④阳微阴结证，治法为温中益阳、化痰散结，方剂选择理中丸和半夏厚朴汤加减；此类患者中医治疗的周期为终生。

二、食管肿瘤中西医结合的治疗计划和调整

❶ 食管癌围手术期的中西医结合治疗计划

食管癌术前评估阶段，在做好风险评估、心理、身体机能评估的同时，配合中医体质辨识评估，可以通过中医辨证，应用益气养血和健脾益胃等中药方剂，使患者气血充沛、阴阳调和、胃腑通畅、心理平和、夜卧安稳，从而使机体达到最佳的体能状态，保障手术的顺利完成。

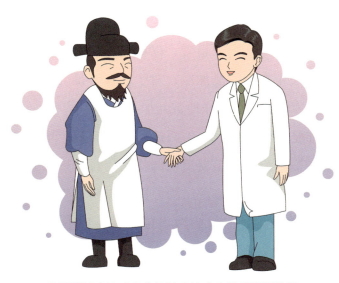

中西医结合治疗在食管肿瘤治疗中发挥重要作用

　　手术后，在遵照《中国肿瘤整合诊治指南（CACA）》（以下简称《CACA指南》）西医治疗规范的前提下，同时制订中医治疗计划。中医治疗的目标是促进机体快速康复，修复手术创伤，改善消化道改建后的功能损伤，保障后续治疗的顺利进行，同时预防术后复发。具体中医治疗方法根据患者的情况，采用补气养血或健脾益胃等方法。

❷　食管癌放化疗期间的中西医结合治疗计划

　　食管癌化疗期间结合中医治疗，可以提高化疗效果，防治化疗的不良反应。根据中医辨证分型，对于肝胃不和证的患者，以健脾和胃、降逆止呕原则，方取旋覆代赭汤加减；对于气血亏虚证患者，以补气养血为原则，应用八珍汤加减或十全大补汤加减；对于肝肾不足证患者，以滋补肝肾为原则，应用六味地黄丸加减。

食管癌放疗期间结合中医治疗，具有放疗增敏、提高放疗效果，防治放疗不良反应的作用。对于热毒瘀结证患者，以清热解毒、化瘀散结为原则，应用清气化痰汤合桃红四物汤加减；对于气阴两虚证患者，以益气养阴为原则，可应用百合固金汤或沙参麦冬汤加减。

③ 食管癌巩固维持期的中西医结合治疗计划

食管癌经过根治性手术，经过放化疗后，病情稳定，但是仍有部分患者面临复发的风险。因此，食管癌根治性治疗之后的维持治疗也至关重要。目前，《CACA指南》规范针对此类患者仅有随访计划指导，并没有巩固和维持治疗的指南和建议。中医治疗针对此类患者有很大优势，中医有"治未病"理论，也就是防患于未然。针对此类人群，根据中医辨证，指导巩固维持治疗方案，能持续清除体内致癌因素，提高机体抗病能力，最终达到预防肿瘤复发的目的。

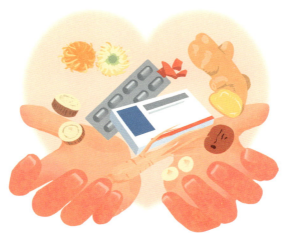

食管癌化疗的中西结合，可以提高疗效

④ 食管癌姑息治疗期的中西医结合治疗计划

对于不接受手术或者不能耐受手术、放疗、化疗等食管癌患者，采取单纯中医治疗，具有控制肿瘤、稳定病情、提高生活质量、延长生存期的作用。此类患者根据中医辨证施治理论，对于痰气交阻证患者，以健脾理气、化痰散结为治疗原则，应用半夏厚朴汤加减；对于津亏热结证患者，以清热解毒、养阴生津为治疗原则，应用增液汤加减；对于痰瘀互结证患者，以理气化痰、化瘀散结为治疗原则，应用二陈汤合桃红四物汤加减；其他类型根据中医辨证，分型论治。

三、传统中医疗法在食管肿瘤整合康复中的应用

① 中药汤剂在食管癌治疗中的应用

除了中药针剂、中成药口服剂型，在临床中最常用的为中药汤剂。中药汤剂是传统中医最重要的治疗手段，优势在于可根据患者病情、症状、体征及舌苔脉象，综合中医辨证施方，可以做到个体化、精准化。中药汤剂在食管癌中应用广泛，可参与食管癌治疗的全过程，根据不同人群、同一个体的不同阶段，均可按照中医理论，辨证施治。

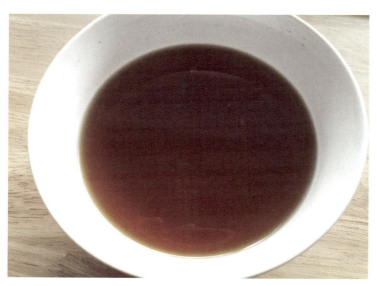

中药汤剂是中医最重要的治疗手段

② 中医外治法在食管癌治疗中的应用

中医外治法在中医辨证论治的基础上形成，属中医药的特色疗法。除口服药物外，中医药治疗还可通过药物、针刺等作用于体表皮肤或体外穴位等，达到治疗疾病的目的。中医外治法具有操作简便、疗效显著、不良反应小等特点，易于被患者接受。"良医不废外治"，与内治法相比，外治法已成为不可或缺的治疗手段和学科。目前临床治疗食管癌常用的中医外治法包括针刺、药物贴敷、灌肠法、灸法及综合疗法等，可单独使用一种治疗方法，亦可数种结合使用。

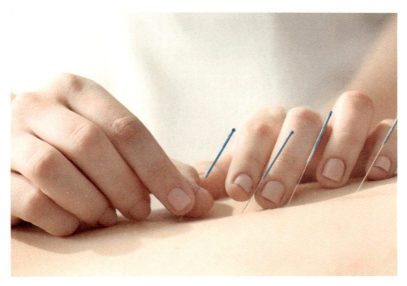

针灸

第10章　食管肿瘤的营养治疗与饮食建议

一、营养支持在食管肿瘤整合康复中的重要性

营养不良是由于疾病、饥饿、年龄等因素，使机体蛋白质摄取不足，引起身体组成改变，最终导致身心功能受损的一种状态。食管肿瘤患者由于吞咽困难、吞咽疼痛、进食梗阻、肿瘤消耗等，影响患者营养物质的摄取、吸收、利用，造成患者肌肉质量减少、体脂量丢失，进而导致营养不良。而术后手术创伤和应激所引起的高分解代谢又加剧营养不良，增加并发症的发生率。因此，食管肿瘤患者已成为恶性肿瘤患者中营养不良的高发群体之一。

肿瘤患者营养不良的危害总结为"三增三减"：营养不良会增加食管癌患者并发症发生的风险，提高死亡率，延长住院时间并增加医疗费用；营养不良还会降低临床抗肿瘤治疗的效果，削弱患者的生活质量，甚至缩短患者的生

存时间。这些危害明确表明了营养不良与食管癌患者临床结局之间的密切关系。因此，开展规范化的营养治疗对食管癌患者的康复具有重要的意义。

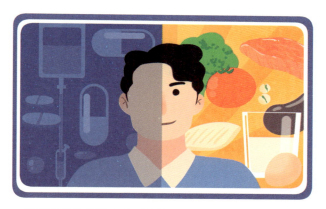

开展规范化营养治疗对食管肿瘤患者具有重要的意义

二、食管肿瘤患者的营养评估

关注食管肿瘤患者的营养问题，应该在患者肿瘤确诊时开始。营养评估主要包括以下步骤。

① NRS

住院患者在入院24h内或病情发生变化时（如手术前后）应进行营养风险筛查，根据《CACA指南》推荐，临床上一般采用NRS（2002）进行营养筛查，详见表7。

表 7　营养风险筛查量表（NRS，2002）

姓名：	性别：	年龄：	身高：　cm	现体重：　kg	BMI：

疾病诊断：				科室：

住院日期：		手术日期：		测评日期：

营养风险筛查（NRS）：　　　分

1. 疾病有关评分：□0分　□1分　□2分　□3分

评分1分	营养需要量轻度增加: 髋骨折□　慢性疾病有并发症□　COPD□ 血液透析□　肝硬化□　一般恶性肿瘤患者□
评分2分	营养需要量中度增加: 腹部大手术□　脑卒中□ 重度肺炎□　血液恶性肿瘤□
评分3分	营养需要量重度增加: 颅脑损伤□　骨髓移植□ APACHE大于10分的ICU患者□

2. 营养状态有关评分（下面3项取最高分）：□0分　□1分　□2分　□3分

（1）人体测量：□0分　□1分　□2分　□3分
身高_____（m，精度到0.5cm，免鞋）
实际体重_____（kg，精度到0.5kg，空腹，病房衣服，免鞋）
BMI_____kg/m^2（≤18.5，3分）
注：因严重胸、腹水、水肿等得不到准确的BMI值时用，白蛋白来替代（ESPEN，2006）：白蛋
白_____g/L（＜30g/L，3分）

（2）近期（1～3个月）体重是否下降?(是□　否□)；
若是体重下降_____（kg）
下降≥5%，是在□3个月内（1分）　□2个月内（2分）　□1个月内（3分）

（3）一周内进食量是否减少?(是□　否□)
如果是，较之前减少□25%～50%（1分）　□50%～75%（2分）　□75%～100%（3分）

3. 年龄评分：□0分　□1分

≥70岁为1分，否则为0分。

对于表中没有明确列出诊断的疾病参考以下标准，依照调查者的理解进行评分。
1分：慢性疾病患者因出现并发症而住院治疗，患者虚弱但不需卧床；蛋白质需要量略有增加，但可通过口服补充来弥补。
2分：患者需要卧床，如腹部大手术后；蛋白质需要量相应增加，但大多数人仍可以通过肠外或肠内营养支持得到恢复。
3分：患者在加强病房中靠机械通气支持；蛋白质需要量增加而且不能被肠外或肠内营养支持所弥补，但是通过肠外或肠内营养支持可使蛋白质分解和氮丢失明显减少。

注：营养风险总评分=疾病有关评分+营养状态有关评分+年龄评分≥3分，提示患者存在营养
风险，应立即开始营养支持；总分≤3分，提示患者应每周用此法复查其营养风险；COPD
是慢性阻塞性肺疾病（chronic obstructive pulmonary disease）、APACHE是急性生理与
慢性健康（acute physiology and chronic health evaluation）、ESPEN是欧洲肠内肠外营养
学会（European Society of Parenteral Enteral Nutrition）、ICU是重症监护病房（intensive
care unit）的英文简写。

② 临床检查

临床检查包括了解病史、体格检查、内镜检查等，以了解患者的病情和营养状态。

③ 实验室检查

营养评估需要进行必要的实验室检查，如血常规、人血白蛋白、前白蛋白、血红蛋白、电解质等，以了解患者的整体营养状况。

④ 人体组成测定

人体组成测定包括肌肉量、水分、脂肪等的测定，以确定患者是否存在肌少症或少肌性肥胖等隐性问题。

对于NRS阳性的食管肿瘤患者，应进一步从应激程度、炎症反应、能量消耗水平、代谢状况、器官功能、人体组成、心理状况等方面，对患者进行营养综合测定。食管肿瘤患者的营养评估需要有科学的方法，且随疾病治疗过程可多次动态评估。《CACA指南》推荐常用的评估方法包括患者主观整体评估（patient-generated subjective global assessment，PG-SGA）、改良版PG-SGA（modified PG-SGA，mPG-SGA）和全球领导人发起的营养不良标准（Global Leadership Initiative on Malnutrition，GLIM）等。

PG-SGA是营养评估的金标准，是专门为肿瘤患者设计的营养状况评估方法，也是目前使用最广泛的肿瘤患者营养状况评价工具。PG-SGA由患者自评表（包括近期体重、进食情况、消化道症状和活动能力4部分内容）和医务人员评估表（包括疾病与营养需求的关系、代谢方面的需求及体格检查3部分内容）组成。通过评估，临床上可以将患者定性分为无营养不良、可疑或中度营养不良和重度营养不良3类。PG-SGA评估结果的临床意义见表8。PG-SGA可作为动态、持续监测食管癌患者营养状况的有效评估方法。

表 8　PG-SGA 评估结果的临床意义

得分	营养不良程度	指导意见
0~1分	无营养不良	此时不需要干预措施，可直接进行抗肿瘤治疗（包括放疗、化疗、手术、骨髓移植等），治疗期间保持常规随诊及评价（住院患者1周复查1次）
2~3分	可疑营养不良	由营养师、护士或医生进行患者或患者家族营养教育，并可根据患者存在的症状和实验室检查的结果，进行药物干预；营养教育的同时进行抗肿瘤治疗
4~8分	中度营养不良	由营养师进行干预，并根据症状的严重程度，与医生和护士联合进行营养干预；在营养干预的同时（肠内营养/肠外营养），进行抗肿瘤治疗
≥9分	重度营养不良	急需进行症状改善或同时进行营养干预；先进行人工营养（肠内营养/肠外营养）1~2周，继续营养治疗的同时，进行抗肿瘤治疗

三、食管肿瘤患者营养治疗的方法及策略

食管肿瘤患者术后给予免疫营养剂的方法安全、简便、经济，不仅可改善患者的营养状况，促进蛋白质的合成，降低手术创伤所导致的高代谢，维护肠黏膜屏障功能，而且能更好地改善手术患者的免疫功能，避免肠外营养治疗中出现的代谢、导管等相关并发症的发生，有利于患者手术后的康复。多项研究表明，在分解代谢亢进的早期，谷氨酰胺和膳食纤维为胃肠道提供必要的燃料，而精氨酸和ω-3多不饱和脂肪酸（polyunsaturated fatty acid，PUFA）可以对某些免疫活性细胞产生有益的作用，能明显改善手术、创伤患者的免疫功能、代谢和临床疗效。

以往对于食管术后患者采用肠外营养治疗，需1周后恢复进食。但近年研究表明，长时间禁食和长期使用肠外营养治疗的患者，易出现肠黏膜萎缩、肠道通透性增加、屏障功能下降、肠源性感染，严重时会引起败血症、多器官功能障碍综合征（multiple organ dysfunction syndrome，MODS）等并发症。研究表明，早期肠内营养通过改善肠黏膜缺血缺氧状况，减少氧自由基产生，减轻肠黏膜的损伤，增强肠黏膜的屏障功能。因此，无论是接受手术还是放化疗的食管癌患者，只要存有或部分存有胃肠道消化吸

收功能，就应该首先选择肠内营养。而当食管肿瘤患者因部分或完全胃肠道功能衰竭、肠内营养禁忌证或肠内营养无法实施等，导致肠内营养不能提供足够的营养和能量摄取，则需选择补充性肠外营养或全肠外营养。尽早恢复患者正常饮食对于营养状态、抗肿瘤治疗依从性和临床获益有着重要意义。如果患者出现厌食情况，可考虑药物干预如甲地孕酮恢复食欲，鼓励正常饮食。普通甲地孕酮片剂生物利用度低、个体差异大、需高脂高热量食物餐后服用方可起效。患者如果摄取上述食物困难，可考虑通过纳米晶型甲地孕酮口服混悬液，空腹或餐后均可有效改善患者的食欲及营养状态。

目前，对食管肿瘤患者的日常能量需求尚无确切的数据和准确的计算方法，一般推荐能量需求量为104.6～125.52kJ/kg·天。在非荷瘤状态下，糖类为机体能量的主要来源。肿瘤细胞的糖酵解能力是正常细胞的20～30倍，因此在带瘤状态下，应该减少糖类在总能量中的供能比例，适当提高脂肪的供能比例。肿瘤患者蛋白质最小摄取量为1.0g/kg·天。对于食管癌手术、放化疗患者更应补充较多的蛋白质。蛋白质的目标摄取量应提高为1.5～2.0g/kg·天，才能达到更理想的效果。

食管肿瘤肠内营养治疗策略包括：①遵循少食多餐的

原则，避免一次性过多摄取食物，以减轻食管负担；②术后给予序贯式肠内营养，由清流食逐渐过渡至正常饮食；③避免进食粗糙、坚硬、辛辣、油腻等刺激性食物和饮料；④注意饮食卫生，避免食物污染和胃肠感染。

　　食管肿瘤病程的不同阶段适用不同的饮食形态，需根据患者的耐受程度进行选择。软食（稀饭、粥、面条、软馒头、炖菜等）质地柔软，易于吞咽，适合咀嚼功能差的患者。半流食是一种半固态的食物形态，如鸡蛋羹、豆腐脑、蔬菜泥等。半流食质地较为稀薄，易于消化吸收，可作为加餐或术后过渡期饮食，但因其能量密度低，需要配合ONS或补充性肠外营养，以保证患者对能量及营养素的需求。流食是一种液体状态的食物，如米汁、蛋花汤、

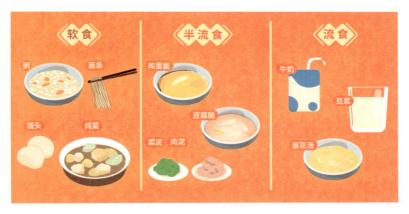

软食—半流食—流食举例

牛奶等。流食质地柔软，易于吞咽，适合手术后刚开始进食的患者或需要鼻饲的患者。流食因水分含量大，为了满足患者的营养需求，需要增加进食餐次，通常每日要进食6~8餐，每餐进食量为200~500mL，并根据营养监测和评估进行调整。对于营养不良的患者，建议流食。选择全营养肿瘤配方的食品，可以有效地帮助患者补充营养。

除了选择合适的食物形态，还可以通过改变食物的质地和口感来满足患者的需求。例如，将蔬菜和水果打成泥状或榨汁后食用，选用嫩肉、去皮家禽和鱼类等低脂肪、高蛋白的食物，适量食用植物油以提供必需的脂肪酸，选用低糖水果和蔬菜以控制血糖水平。

四、食管肿瘤吞咽困难患者的饮食调整和技巧

对于吞咽困难的患者，饮食调整和技巧如下。

① 选择合适的食物形态

根据吞咽障碍的程度，选择合适的食物形态。一般来说，食管肿瘤患者会出现进行性吞咽困难。在出现固体食物不好下咽时，患者需要半流食、流食。术后患者可以进食时，一般也要先从流食开始，逐渐过渡到半流质、固体

食物。在没有不良反应的情况下，尽量鼓励患者进食固体食物，以防病变部位的挛缩。

② 选择不易引发呛咳的食物并控制好一口进食量

存在吞咽困难特别是呛咳的患者，需要选用密度均匀、胶冻样、不易松散、易于通过咽部和食道，且不易发生误吸的食物；避免异相夹杂，如汤泡饭、牛奶泡面包等；选用大小适宜的餐具；喂食时将食物放在舌中部或颊部；控制一口进食量，因为过多容易引起误吸、漏吸；过少则刺激强度不够，难诱发吞咽反射。

③ 选择稠一些的食物

在液体如水、饮料、果汁、牛奶中加入食物增稠剂，以增加黏稠度，降低食物在咽喉部流动的速度，使吞咽障碍患者有足够的时间协调吞咽肌群的收缩和舒张，及时封闭呼吸通道和打开食物通道，减少呛咳误吸。

④ 患者需主动调整进食体位

最佳进食体位为坐位或半卧位，术后可以进食后，少食多餐，进食后不宜翻身或立即平卧，应保持坐位或半坐卧位30分钟以上，以免胃内容物反流。在食物制备的过程中，要注意质地硬的食物软处理，质地稀的食物要进行增稠处理。例如，肉类、坚果等建议去皮、去骨后研磨、搅拌打碎，以降低食物硬度，避免刺激口腔、食道黏膜；在牛奶、果汁等食物中添加食品增稠剂，增加液体的黏稠度，从而降低食物在咽部和食管中流动的速度，有效避免呛咳。

　　总之，对于吞咽困难的患者，要注意选择合适的食物形态和类型，掌握正确的进食技巧和注意事项，以保证营养摄取和减少并发症的发生。同时，家庭护理也非常重要，要注意观察患者的进食情况，及时调整和寻求医疗帮助，遵循医生的指导和建议，进行合理的饮食调整。

第11章　食管肿瘤患者的心理支持和社会适应

一、心理疗法在食管肿瘤整合康复中的重要性

心理疗法在食管肿瘤整合康复过程中具有重要的作用。25%～45%的肿瘤患者有焦虑和抑郁，28%～87%的患者有着对复发的恐惧，有25%的患者承受着心理的痛苦，

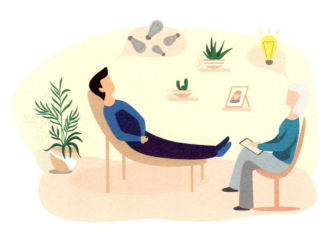

心理疗法在食管肿瘤整合康复过程中具有重要的作用

87

还有43%～67%的患者有着对死亡的焦虑。患者的痛苦、对复发的恐惧以及对死亡的焦虑，这些问题无法仅通过手术或放疗来解决，还需要心理学的干预。心理疗法就是为患者设置心理服务，缓解他们的失眠、疼痛、恶心呕吐、厌倦、疲乏的痛苦，解除他们的焦虑、抑郁，用爱来拥抱他们，解决他们的孤独和隔离感问题，也帮助他们回归家庭，重新寻找生命的意义。

二、食管肿瘤相关心理症状和应对策略

① 恐惧和焦虑

肿瘤患者往往面临着巨大的心理压力，其中恐惧和焦虑是最常见的心理症状之一。这些情绪源于对疾病的不确定性和对未来的担忧，可能的影响包括生理上的紧张反应，如失眠、食欲不振和免疫系统功能下降。

应对策略包括：①放松技巧，如深呼吸、冥想和渐进性肌肉松弛等，有助于缓解紧张情绪；②寻求支持，与家人、朋友或专业人士分享感受，有助于获得情感支持和建议。

② 悲伤和失落

悲伤和失落通常源于对健康状况的改变、生活角色的

转变以及未完成的愿望等。应对策略包括：①寻求支持，
与亲朋好友分享情绪，有助于缓解悲伤和失落感；②宣泄
情绪，参加悲伤咨询或治疗，以合理的方式宣泄情绪，释
放压力；③调整期望值，接受疾病的事实，调整对生活的
期望值，以更实际的态度面对现实。

③ 情绪低落

情绪低落是肿瘤患者常见的心理症状。情绪低落可能
表现为忧郁、无助、绝望或暴躁等，对生活质量产生负面
影响。情绪低落可能加重生理上的不适感，增加疼痛和疲
劳程度。

应对策略包括：①放松，如深呼吸、冥想和运动等；
②寻求心理支持，与心理咨询师或医生交流，寻求专业的
心理支持和建议；③生活方式调整，保持良好的作息规
律，保证充足的睡眠和休息时间，有助于缓解情绪压力。

④ 睡眠障碍

肿瘤患者往往有睡眠障碍，表现为失眠、夜间醒来或
睡眠质量差等。睡眠障碍可能加重身体疲劳、疼痛和心理
压力，影响生活质量。

应对策略：①调整作息时间，建立规律的作息时间

表，包括固定的就寝和起床时间；②创造良好的睡眠环境，保持安静、舒适的卧室环境，尽量避免夜间刺激性活动；③避免熬夜，以确保充足的睡眠时间；④放松技巧：在睡前进行深呼吸、冥想或渐进性肌肉松弛等放松技巧，以缓解压力和促进睡眠。

三、心理健康专业的支持

对于食管肿瘤患者，心理健康专业的支持可以从以下 4 个方面扩展。

① 情绪支持

面临恐惧、焦虑和绝望等情绪，医生可以鼓励患者与家人和朋友分享情感，寻求专业的心理辅导，以帮助他们更好地应对这些情绪。同时，医生也可以提供情绪支持，倾听患者的感受，帮助他们理解自己的情绪，并找到应对方法。

② 认知行为疗法

认知行为疗法可以帮助患者改变消极的思维模式，提高患者的积极心态。

③ 生活方式调整

良好的生活习惯可以帮助食管肿瘤患者更好地管理自己的身体和情绪。养成健康的饮食习惯，保持适当的运动，保证充足的睡眠，戒烟戒酒。

④ 社交支持

社交支持可以增强患者的自信心和积极心态。肿瘤患者要积极参加支持小组或社交活动，以获得情感上的支持和帮助。

第12章　食管肿瘤的运动整合康复

一、运动整合康复在食管肿瘤整合康复中的重要性

适量的运动有助于以合适的刺激激活人体内在的代偿机制，有助于提高人体的稳态维持能力。大量的临床观察已证实，适量运动可改善脏器功能及整体健康状况，且能够改善癌症类疾病的生存结局，并且显示出一定的抑癌效应，可显著降低癌症的发生率、进展速度及复发率。体能锻炼可调整免疫与代谢稳态，调变细胞生物学行为，激活机体整体稳态能力，并抑制衰老、癌症等病理过程。运动在肿瘤的全程管理上具有重要价值。

二、食管肿瘤患者的运动评估

进行体能锻炼前应该做一个评估，主要的目的是评估

安全性以及选择合适的运动模式。应该遵守循序渐进的原则，自我运动感受是最直接和最重要的参考指标。

① 食管肿瘤患者的运动风险评估

（1）病史和体力水平评估

患者的医疗历史和当前的健康状况，对于确定运动计划的安全性和适宜性至关重要。需要评估的内容：评估食管肿瘤患者确诊之前和目前的体力活动水平；评估进行体力活动的障碍和运动损伤史、患病史及家族史，特别是心血管疾病家族史、年龄。

（2）常规医学检查

常规医学检查指对患者进行常规医学检查，评估患者是否存在潜在的危险因素。食管癌患者可能伴有不同的并发症，如消化道出血、感染和术后并发症等。这些危险因素可能会增加运动康复的风险。

（3）营养状态评估

食管癌患者往往伴随着食欲不振、体重减轻和营养不良的问题，影响患者的能量水平和身体质量，从而影响运动能力。在运动康复之前，必须评估患者的营养状态，以确保他们有足够的能量来支持运动和康复。患者可能需要接受营养支持，包括口服补充和静脉营养，以帮助患者改

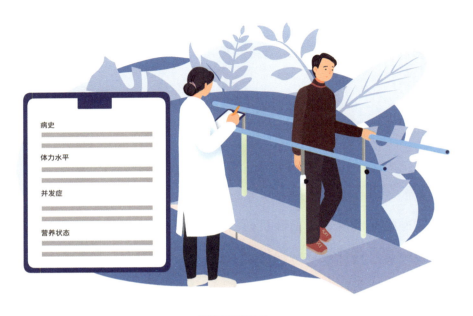

病史

体力水平

并发症

营养状态

运动风险评估

善营养状况，从而更好地参与运动康复。

② 食管肿瘤患者的运动测试方法

食管肿瘤患者运动测试有助于临床和康复医生充分了解患者的有氧、肌肉和身体协调性功能状态，并制订相应的康复计划，以改善身体功能。

6分钟步行试验是常见的运动测试方法，可以快速了解患者的整体有氧耐力水平。肌肉力量测试是评估食管肿瘤患者身体状况的重要方法，用于观察患者可能会出现的萎缩和力量下降，并进一步了解哪些肌肉群较弱，需要重点锻炼。心肺功能测试是另一种关键的运动测试方法，用于评估患者的心肺健康和最大摄氧量（VO_2max）。

三、食管肿瘤运动整合康复治疗的方法及策略

① 运动类型

有氧运动是常见的选择，如步行、慢跑、游泳或自行车骑行。有氧运动有助于提高心肺功能，增加氧气供应，加速新陈代谢，促进康复。抗阻力训练也至关重要，可以帮助增强肌肉力量、改善肌肉质量、减少肌肉萎缩。抗阻力训练通常包括使用自身体重（如俯卧撑、深蹲）、杠铃、哑铃或其他负重设备来进行练习，以逐渐提高力量。柔韧性练习也是运动康复处方的一部分。

② 运动强度

食管肿瘤患者通常在治疗后体力较弱，运动的强度应逐渐递增，以避免过度疲劳和不适。强度的选择应根据患者的具体情况来决定，通常从低强度开始逐渐提高，避免过度负荷和损伤。

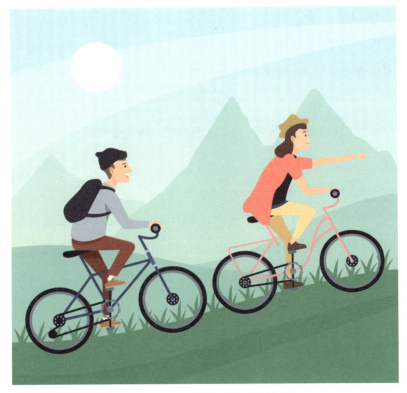

有氧运动能促进食管肿瘤患者的康复

③ 运动频率

　　建议食管肿瘤患者每周进行3～5次的运动，以保持身体的适应性。3～5次分散在一周中的不同时间进行运动，有助于维持身体的灵活性和稳定性，避免连续剧烈运动导致的不适感。食管肿瘤患者通常需要在康复期间逐渐适应运动的频率，逐步增加运动次数。

④ **运动时长**

运动时长应逐渐增加，以确保患者在运动中不会过度疲劳。对于食管肿瘤患者，初始的运动时长可能较短，然后随着时间的推移，逐渐延长。这有助于确保患者在运动中不会感到身体过于吃力，同时也提高了运动的可持续性。运动时长的逐渐增加应根据患者的反应和康复进展来调整。

四、食管肿瘤患者的居家运动方案

简单的运动可以帮助患者维持肌肉的柔韧性和关节的活动范围。患者可以进行手臂的旋转、上举和下拉等活动，以促进关节的活动。腿部的抬高、踏步和踢腿等运动，可以帮助患者保持下肢的活动范围。这些运动不仅可以帮助患者避免肌肉紧张和僵硬，还有助于改善日常生活中身体的灵活性和活动的方便性。

① **深呼吸练习**

深呼吸练习对提高患者的肺活量和氧气供应至关重要。练习腹式呼吸可以将更多的氧气引入肺部，并帮助清除呼吸道中的积液。深呼吸练习还有助于降低焦虑和压

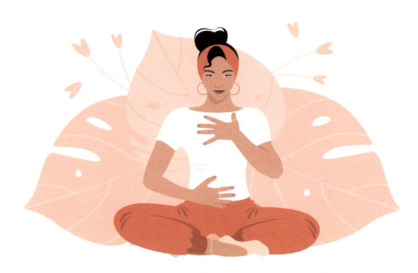

练习腹式呼吸对提高患者的肺活量和氧气供应至关重要

力，对情绪状态产生积极影响，有助于促进患者的心理康复。

② 立位平衡练习和越障碍物练习

立位平衡练习包括单脚站立、踮脚站立和闭目站立等。通过这些练习，患者可以提高平衡性和协调性，降低摔倒的风险。越障碍物练习是一种锻炼全身灵活性和协调性的有效方式，包括踏小木板、绕桌椅行走、踢球等，可以提高患者身体的灵活性，改善肌肉协调性，增强核心稳定性。

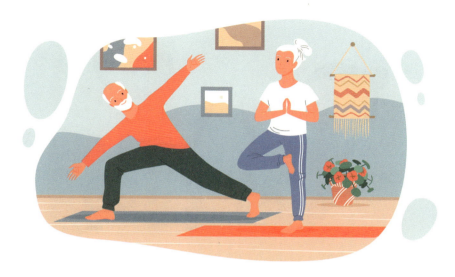

立位平衡练习有助于提高食管癌患者的平衡性和协调性

③ 有氧运动恢复

自行车和坐姿椭圆机运动是两种常见的有氧运动方式，它们可以帮助患者改善心肺功能，提高体力耐力。

居家运动方案的关键在于循序渐进和坚持。适宜在锻炼前咨询专业人员，必要时进行多学科诊疗（multi-disciplinary treatment，MDT）。传统医疗体育有不少适合慢性疾病状态康复的锻炼模式，如八段锦、五禽戏及太极拳等；合适的助推措施有助于维持锻炼习惯，如运动手表、群体锻炼以及网络应用程序（application program，APP）等。

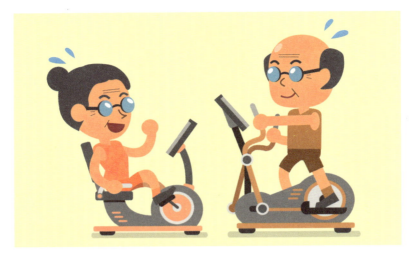

椭圆机运动是食管肿瘤患者常见的有氧运动方式

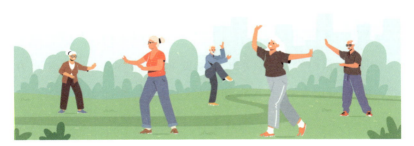

练太极拳有助于食管肿瘤患者的康复

第13章　食管肿瘤的音乐疗法

一、音乐治疗在食管肿瘤整合康复中的重要性

音乐治疗是治疗师运用音乐的不同形式及其不同元素（如旋律、节奏/韵律、语言文字/歌词、和声、音色、速度、强弱变化和曲式），并结合适当的心理或康复干预手段为患者进行有计划、有目的的治疗。音乐治疗是肿瘤治疗的重要部分，可放松患者心灵，消除患者心理障碍，是整合多学科知识形式的应用学科，在临床上是需要结合多维度因素定制的治疗模式，同时也是一种系统性使用音乐干预的治疗方法。

大量实证研究也支持系统的音乐干预，能有效帮助不同疾病和不同症状的患者。针对肿瘤患者，音乐治疗的目标包括心理疏导（改善焦虑、抑郁和减轻精神压力）、改善睡眠质量、增进社交和改善人际关系（家庭、医患等）、调节生理指标、提高生活质量（治疗中、治疗后、姑息治疗

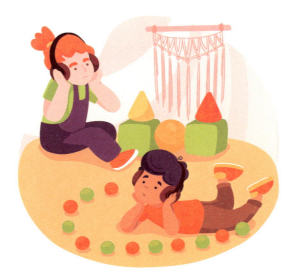

音乐疗法有助于食管肿瘤患者的康复

和安宁疗护）和康复（感觉运动、脏器功能、言语交流、认知、社会心理）。

二、食管肿瘤患者的音乐治疗评估

1 音乐治疗的评估目的

音乐治疗的评估目的：①了解患者当下的状态；②判断音乐治疗对患者的作用，以及是否适用于患者当下的情况；③获得基线数据和患者对干预的反应；④为设计治疗方案收集信息。

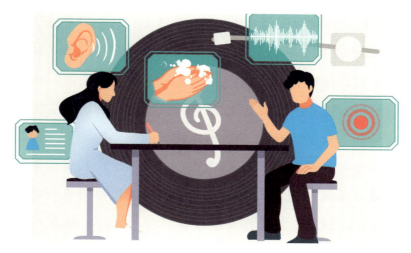

音乐治疗评估

② 音乐治疗的评估时机

音乐治疗的评估时机需贯穿始终，可单独进行也可以灵活嵌入音乐治疗的过程。评估一般单次或多次发生在以下 3 个时机：①音乐治疗前获取基线数据来制定治疗方案和干预手段；②治疗中持续观察患者的反应以调整干预的进程和内容；③治疗后评价。

③ 音乐治疗的评估方式

在了解患者病史的基础上，治疗师以适用于患者状态的方式进行以下评估：①个人基本信息，如年龄、性别、婚姻状态、信仰、认知程度；②生命体征和躯体症状（包括疼痛忍受程度）；③心理状态；④活动状态（手术/化疗/放疗前后）；⑤疾病治疗对患者身体功能（如听力）和外在形象所造成的影响；⑥患者及其家属对疾病治疗的态度；⑦了解患者当下所接受的疾病治疗方案及其可能引起的副作用；⑧自我调节的策略和习惯（包括兴趣爱好、某些日常生活习惯）；⑨患者对不同音乐元素或音乐风格的反应、音乐与个体的关系；⑩患者的治疗安排；⑪是否需要在其他诊疗过程（在围术期/化疗中介入等）辅助患者；⑫接触患者时需要注意的洗消标准；⑬其他。

第14章　食管肿瘤康复成功的案例分享

一、食管肿瘤整合康复典型案例分享

患者汪某，男，58岁，因吞咽困难3个多月入院，外院胃镜考虑食管癌，患者转至我院就诊。入院后，该患者被诊断为"边缘可切除局部晚期食管癌"，入组"信迪利单抗联合白蛋白紫杉醇及顺铂术前治疗边缘可切除局部晚期食管鳞癌Ⅱ期临床研究"，行新辅助化疗+免疫治疗后手术。新辅助治疗后，患者的肿瘤及区域淋巴结均较治疗前明显退缩，行全腔镜经右胸/上腹/左颈三切口食管癌根治术。术后第1~3天，患者痰多且咳嗽排痰能力较差，反复出现一过性血氧下降，予氧疗、升级抗生素，纤维支气管镜辅助排出大量痰液后可好转。

术后第4天，患者出现胸闷、气促，氧疗条件较前升高，FiO_2：80%，流量：35L/min；患者氧合情况较前愈

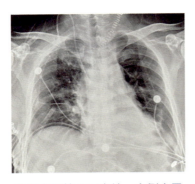
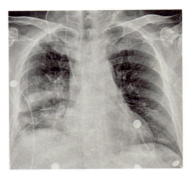

患者术后第 1 日胸片，右侧少量渗出，未见明显异常

术后第 4 日胸片，右下肺渗出较前明显增多

差，SPO_2：92% ~ 94%，血气分析：PO_2为55.7mmHg[①]，PCO_2为45.0mmHg，氧合指数为80mmHg；患者出现 Ⅰ 型呼吸衰竭，予行气管插管呼吸机辅助通气。

患者经过抗感染治疗后，肺部痰液明显减少，呼吸功能改善明显，C型反应性蛋白（C-reactive protein，CRP）、降钙素原（procalcitonin，PCT）等感染指标降低，鼻导管吸氧5L皮氧波动在97% ~ 100%，予拔除气管插管，转回普通病房。

患者转回普通病房后病情平稳，咳嗽排痰意愿较差。饮食过渡至可进流质。后来，患者出现气促不适，血氧饱和度波动为88% ~ 92%，提高吸氧流量至8L/min后可升至92% ~ 98%，动脉血气分析示氧分压76.4mmHg，氧合指数

———————
① 1mmHg=133.32Pa。

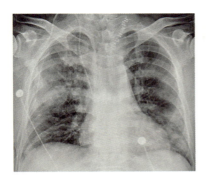 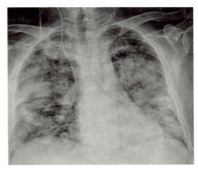

右下肺弥漫渗出较前减轻，右侧肺有明显渗出

双侧肺叶弥漫性渗出，较前明显增多

为186。胸片显示患者双侧肺叶弥漫性渗出较前明显增多。请ICU会诊，肺部炎症较前明显加重，不排除新冠肺炎的可能性，转至ICU继续治疗。

患者转入ICU后，氧合状况持续恶化，予行气管插管呼吸机辅助通气。结合患者肺部渗出明显，新型冠状病毒核酸检测结果为阳性，考虑新冠重症肺炎，予行二代测序（next generation sequencing，NGS）病原学检查进一步明确诊断，加用甲强龙、托珠单抗治疗。

NGS检查提示新型冠状病毒（Omicron：BA.5.2）感染，经多学科讨论后予使用帕罗韦德（Paxlovid）。根据药敏试验结果，联用泰能+科赛斯+阿奇霉素+替考拉宁抗感染治疗，继续糖皮质激素、连续性肾脏替代治疗（continuous renal replacement therapy，CRRT）、护肝等治疗。后来，

检测结果综述	
细 菌：	未检出疑似病原体，检出人体常见定植菌（具体见疑似微生态列表）
真 菌：	未检出疑似病原体
病 毒：	新型冠状病毒(Omicron:BA.5.2) 7579 条
寄生虫：	未检出疑似病原体

3.病毒列表

属		种	
物种名	序列数	物种名	序列数
β冠状病毒属 *Betacoronavirus*	7946	新型冠状病毒(Omicron:BA.5.2) *Severe acute respiratory syndrome coronavirus 2*	7579

NGS 检测结果

患者情况明显好转，感染指标下降，肺部渗出较前明显吸收，拔除气管插管。

患者病情平稳，各项指标无明显异常，逐渐恢复普通饮食，后顺利出院。

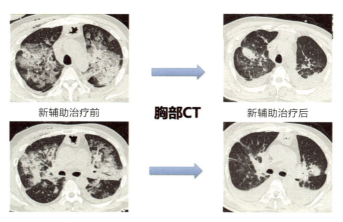

经综合治疗后，患者肺部渗出较前明显，吸收减轻

二、食管肿瘤整合康复的挑战及应对策略

该患者于食管癌根治术后发生新冠重症肺炎，合并呼吸衰竭、肾功能衰竭等多种危重并发症。医护团队群策群力，联合多学科作战，早期及时地运用呼吸机、CRRT等技术维持患者器官功能，并利用痰培养、NGS等技术及时明确病原体后，大胆启用帕罗韦德（Paxlovid）、托珠单抗、激素冲击等多种前沿治疗方案，最终使患者在两周内转危为安，成功地度过了新冠重症肺炎这一危局。

第15章 食管肿瘤多学科诊疗的整合康复

一、多学科诊疗

多学科诊疗（MDT）模式是指以患者为中心、以多学科专业人员为依托，为患者提供科学诊疗服务的模式，具体通过MDT病例讨论会形式开展。

多学科诊疗团队由MDT主席、讨论专家、协调员和记录员等组成。参会专业一般不少于5个，团队构成：①MDT主席应由核心科室主任（副主任）、主任医师担任，并相对固定；②讨论专家由日常从事肿瘤诊疗工作的副主任医师及以上职称人员担任，可分为核心科室成员和扩展科室成员，核心科室成员包括诊断科室（影像、超声、病理、检验、内镜、核医学等）和治疗科室（内科、外科、放疗、介入、中医等），扩展科室成员包括麻醉、护理、心理、康复、临床药学、营养等；③协调员由科室秘书或总

110

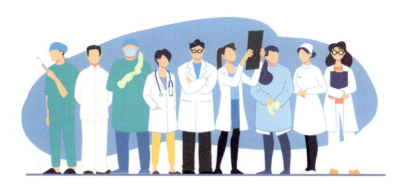

多学科医疗团队整合康复

住院医师担任；④记录员由科室中青年医师担任。

二、食管肿瘤整合康复计划的动态管理

1 团队管理

整合康复计划需要一个领导者以及强大的团队文化。团队文化会使团队成员在为患者寻求创造性治疗解决方案方面，变得更加积极主动。一个强大的团队文化应该通过诸如出勤、平等、相互信任和尊重、建设性讨论、知识共享等价值观来体现。

（1）专业要求

整合康复计划的制订需要多个科室共同协作，其组成包括肿瘤内科、放疗科、胸外科、诊断科室（病理科、影

像科、超声科、核医学科等）、内镜中心、营养科、中医科、护理部、心理学专家及社会工作者（临终关怀）等。

（2）成员要求

整合康复计划团队成员包括肿瘤内科、放疗科、胸外科、中医科、诊断科室（病理科、影像科、超声科、核医学科等）、内镜中心的医师各1名，其他专业医师若干名。所有参与讨论的医师应具有副高级以上职称，有独立的诊断和治疗能力。

（3）运行管理

多学科诊疗整合康复的有效性还取决于整合会议安

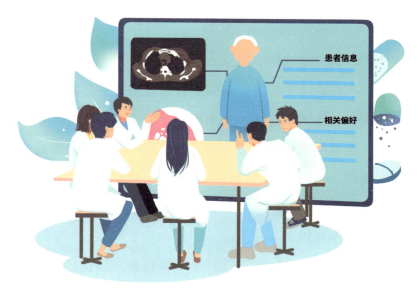

整合康复计划的团队管理

排、技术和设备（包括用于远程会议的技术和设备）的实用性管理。团队需要有效的后勤保障，包括整合康复会前准备、会中组织和协调以及会后对患者的服务协调。

（4）患者导向

以患者为导向的临床决策在多学科诊疗整合康复的成功中也起着关键作用。团队的管理不仅需要领头人，还需要团队工作的效果评价体系支持。整合康复计划团队管理需要具有个体化机制，有助于识别确实需要进行整合康复的患者。最终的决策不仅需要符合治疗方案（以证据为基础），还需要同样反映患者的信息、偏好和观点（以患者为中心）。

② 资源管理

促进整合康复计划顺利实施的资源可以分为人力资源和非人力资源。人力资源包括个人技能、团队技能和文化。除了技术技能或医疗专业知识，多学科诊疗整合康复团队成员还应具备沟通和决策等非技术技能。团队参与者之间不同能力水平的参与和沟通，往往会导致在患者并发症、心理社会和对治疗方案的看法及信息共享方面表现不理想。除了来自个人技能和团队文化，资源还可能来自组织层面的支持（如资金、时间及工作量的保护），烦琐的工作量以及与分配职责的冲突可能会破坏工作效率。

③ 信息管理

信息包括患者病史、患者偏好和观点、病理和影像学数据、肿瘤分期、并发症、姑息治疗和社会心理需求；信息的整合管理可提高患者满意度（如护理质量、对护理计划的满意程度、经验的感知、关怀的连续性）；高效的信息管理有助于高效地做出临床决策（如诊断或治疗建议的改变）；团队成员协调能力及效率的提高进一步凸显以患者为中心的临床决策原则。

④ 运作管理

一是应加强以患者为中心和患者安全至上的服务文化建设；二是应该给予团队成员更多的自主权，以做出基于证据的临床决策，而不需要寻求高层管理人员的批准；三是应该通过医疗团队技能培训课程，来克服团队技能缺乏的困难；四是通过建立信息管理系统，提高信息质量，有助于建立每个患者在癌症、并发症、社会心理因素和偏好方面的综合档案；五是无效的领导是一项关键挑战，应通过领导力培训来解决这一问题，培训旨在建立有效的领导机制；六是医院应该建立一个公平的绩效评估系统，对多学科诊疗整合康复进行衡量和奖励。

5 整合康复计划的制订原则

多学科诊疗整合康复能给予患者个体化的整合康复方案，在多种肿瘤诊治过程中发挥重要作用。多学科诊疗原则至少包括两个方面：①多学科诊疗需由核心医师领导，根据患者疾病情况动态协调核心团队；②多学科诊疗需全程贯穿患者疾病状态改变或治疗方案制订时。

食管肿瘤整合康复计划的制订，需要一名核心医师负责领导和协调团队的运行，并在此基础上，根据患者疾病状态，构建不同治疗阶段的核心团队及协助团队。随着患

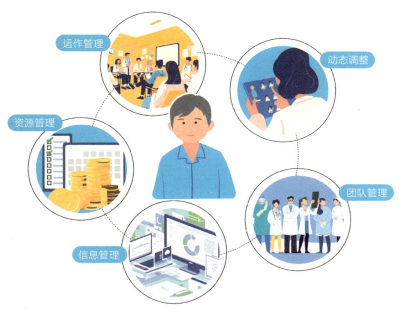

整合康复计划的动态管理

者疾病状态的变化，核心团队及协助团队之间可相互转化，即多学科诊疗的学科构成是动态变化的。

多学科诊疗的必要性并不意味着患者的每一次就诊都需要经过多学科讨论，而是指在患者疾病状态改变时或可能改变时，需由多学科讨论进行确认，在此基础上，进一步讨论如何调整或制订患者新的整合康复计划。

第16章　食管肿瘤的健康宣教和随访

一、食管肿瘤患者的健康教育

① 营养宣教

良好的营养支持可提高和巩固疗效，营养因素在肿瘤的发展及康复过程中起着重要作用。大部分食管癌患者放化疗后会出现厌食、恶心呕吐、吞咽困难和疼痛感，可能会引起水电解质失调和低蛋白血症，需及时进行NRS和营养状况评估，及早干预。

② 疼痛宣教

疼痛是癌症患者最常见的症状之一，严重影响癌症患者的生活质量。疼痛可以是躯体内脏或器官神经病理性的疼痛。病理性的疼痛是因为肿瘤生长压迫神经、血管、内脏，或肿瘤浸润周围组织，手术、放疗、化疗引起神经等组织

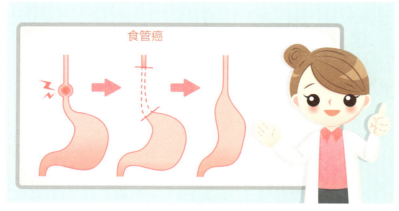

食管肿瘤的健康教育

损伤等。疼痛的评估有数字评分法（numeric rating scales，NRS）、疼痛面容评分量表、主诉疼痛程度分级法（verbal rating scale，VRS）等方法。可以运用药物疗法、放射疗法、物理疗法、介入疗法、手术疗法、心理疗法等治疗手段，为患者止痛。其中，药物疗法是解除疼痛的重要措施之一。

③ 心理宣教

若不能及时调整好心态，长期承受焦虑、抑郁等负面情绪，将导致机体功能和免疫力下降，促使肿瘤的复发、恶化及转移等情况的发生，严重影响患者的治疗和康复效果。因此，进行心理宣教可以帮助患者及时发现和解决心理问题，促进康复过程顺利进行。

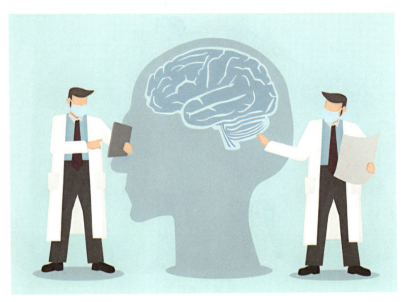

心理宣教可以促进康复过程的顺利进行

4 疲乏宣教

对癌症患者及其护理者进行癌症相关性疲乏（CRF）健康教育，如疲乏产生的原因、发生率、持续时间、临床表现和相关的治疗措施等。及时告知患者当接受放疗、化疗等抗肿瘤治疗时，可能会出现中重度疲乏，甚至治疗结束后仍存在CRF临床症状，但这并不代表所采取的治疗措施无效或病情加重。患者应适时调整心态，可采用节约体能法和分散注意力法来干预CRF，并加强对CRF的动态筛查和评估。

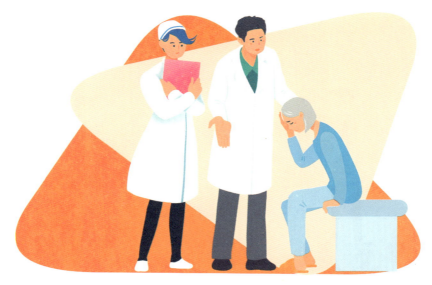

疲乏的宣教

二、食管肿瘤患者整合康复的动态监测和评估

约90%的复发出现在局部治疗完成后的2年内，偶有在局部治疗5年后复发。大多数患者在局部治疗后5年内，持续进行常规食管癌/食管胃结合的特异性检测即可，若出现高危险因素或并发症，则需要考虑在5年后进行额外的随访。

根据不同分期和治疗方案可采取相应的不同动态监测和评估方案。

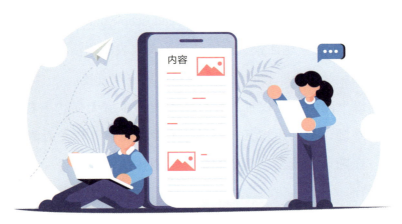

建议在 5 年后进行额外的随访

方案A（局部）：①病史；②体格检查；③肿瘤标记物 [癌胚抗原（carcinoma embryonic antigen，CEA）、癌抗原（cancer antigen，CA）19-9、CA24-2、CA72-4、鳞状细胞癌（squamous cell carcinoma，SCC）等]；④检查项目包括胸部增强CT+颈部、上腹部增强CT（优选）+颈部、腹部超声、内镜（碘染色、活检）检查（优选）或上消化道造影。

方案B（全身）：在方案A的基础上，加头颈部增强核磁共振成像（magnetic resonance imaging，MRI）和全身骨扫描；或方案A中①病史；②体格检查；③肿瘤标记物基础上加全身正电子发射计算机断层显像（positron emission tomography computed tomography，PET-CT）检查。

方案C（非必要）：内镜超声（endoscopic ultrasonography，EUS）、经皮穿刺活检、淋巴结活检及浅表肿物活检、体腔积液细胞学检查、胸腔镜和纵隔镜纤维支气管镜。

以上随访推荐仅针对食管鳞癌根治术后无症状患者，患者在随访期间出现任何不适都应及时就诊，以免延误病情。在随访中若发现病情有进展，则按病情需要进一步检查治疗。

第17章 食管肿瘤的常见问题解答

一、食管癌诊断的相关问题

① 如何诊断为食管癌？

内镜+活检是食管癌诊断的金标准，若患者不具备条件或拒绝内镜检查，食管造影及胸部增强CT可作为备选。病理组织学分型：鳞状细胞癌、腺癌、腺鳞癌、腺样囊性癌、黏液表皮癌、未分化癌、神经内分泌肿瘤、神经内分泌癌及混合性神经内分泌——非神经内分泌肿瘤。中国患者癌种以鳞状细胞癌为主，占80%以上。

病理诊断明确者须进行疾病分期，可借助（颈部）胸部/腹部增强CT、盆腔增强CT、颈部超声、超声内镜及超声支气管镜等。当超声怀疑患者淋巴结转移时，须行超声引导下淋巴结穿刺；当CT怀疑患者肝转移时，须行腹部平扫或增强MRI检查。

② 食管癌常见的症状有哪些？

（1）胸痛或胸部不适

食管癌早期主要表现为胸骨后不适、摩擦感、烧灼感、异物停留感。这些症状进食时较明显，可放射至后背肩胛区、颈部、耳部。随着病情的发展，胸痛症状可进行性加重，持续时间延长。

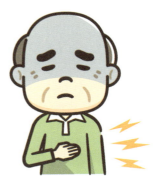

胸痛或胸部不适是食管癌早期主要的表现

（2）进行性吞咽困难

进行性吞咽困难是食管癌的典型症状。早期表现为进食固体食物时，觉吞咽障碍；以后则进食半流质甚至流质食物时，亦有此症状。

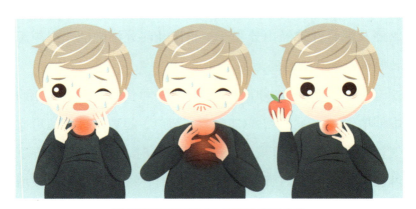

进行性吞咽困难是食管癌的典型症状

（3）咳嗽或吐血

由于肿瘤局部侵犯邻近器官，患者可能会出现咳嗽、吞咽后咳出血性痰或呕吐物等症状。

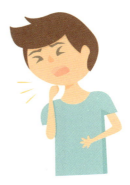

③ 怀疑食管癌需要做哪些检查？

食管癌患者会出现
咳嗽症状

（1）实验室检查

如果肿瘤标志物水平出现明显异常升高，提示可能患有食管癌。患者长期食物摄取不足导致营养不良，可能有贫血、低蛋白、电解质失调等。

（2）影像学检查

钡剂造影检查可以观察到食管黏膜改变，可以判断晚期食管癌患者食管狭窄的程度。在胃镜诊断确诊食管癌后，需要进一步使用胸腹部增强CT或氟脱氧葡萄糖（fluorodeoxy-glucose，FDG）-PET/CT评估病灶侵犯食管壁的深度、有无周围组织脏器侵犯、有无淋巴结转移以及有无远处转移。

（3）内镜检查

食管镜活检可以明确病变性质、病变确切位置，超声食管镜检查可以帮助明确病变侵犯深度，食管旁淋巴结活检可以明确有无转移。

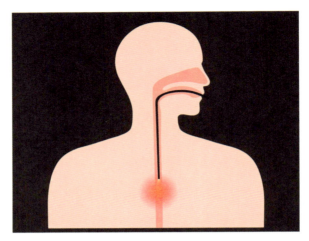

食管癌内窥镜检查示意

二、食管癌治疗的相关问题

① 食管癌有哪些治疗模式？

（1）新辅助治疗

新辅助治疗指可以采取手术切除的局限性肿瘤在手术前进行的治疗。其目的：一是尽可能地控制原发病灶，使肿瘤缩小、降期，增加手术切除率及减少手术造成的损伤，从而尽可能保留正常器官的功能；二是可以早期杀灭可能存在的微小转移灶，降低术后复发转移风险。研究证实，对于可切除食管癌，与单纯手术相比，术前新辅助治疗联合手术治疗的模式可获得明显生存获益。

126

（2）手术治疗

早期的食管癌可采用内镜下治疗：如内镜黏膜切除术或内镜黏膜剥离术等。非早期的可切除食管癌：将肿瘤完全性切除，切除长度在距肿瘤上、下缘5~8，消化道重建和胸、腹两野或颈、胸、腹三野淋巴结清扫。

（3）系统治疗

术后辅助治疗指在有效的局部治疗（根治性手术或放疗）后采用的化疗。目的是针对可能存在的微小转移灶，尽可能降低或延缓复发转移的风险。需要依据是否接受过新辅助治疗、术后病理类型、手术的性质决定治疗模式。晚期患者需行解救治疗。

三、食管癌康复的相关问题

① 食管癌患者接受传统治疗（手术、放射治疗、化疗等）后的康复治疗，通常包括哪些内容？

传统治疗后的康复治疗能够提高患者的生活质量、恢复身体功能、并支持患者应对治疗的生理和心理挑战。一个综合的康复方案通常包括多个关键元素，以便全方位支持患者的康复。

（1）营养支持

由于食管解剖结构和功能的改变，患者可能经历吞咽困难、消化不良等问题。个性化的营养支持方案注重提供适量和合适形式的蛋白质、热量、维生素和矿物质，确保患者能够获得充分的能量和营养，支持免疫功能和组织修复。主要包括：①营养教育，教育患者和护理者有关食物选择、配餐和营养补充的知识；②个性化营养方案，评估患者的营养状态并制订针对性的营养方案，可能包括特定的膳食安排或营养补充品。

（2）物理康复

物理康复针对的是提高患者体力和改善功能状态，往往涉及由物理治疗师指导、经过精心设计的运动和强度训练计划。这些运动方案旨在加强患者的肌肉力量，提高其耐力和协调性，进而支持更好的生活质量和日常活动能

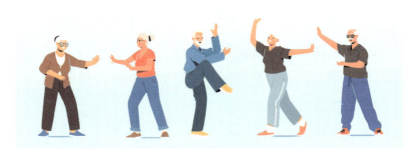

个性化的运动计划有利于提高患者的体力，改善功能

力。物理康复主要包括：①个性化运动计划，由物理治疗师制订，可能包括太极、瑜伽等锻炼，有助于增强患者的体力和耐力；②功能恢复，通过专门的活动或练习来增强患者关键功能区域的力量和灵活性。

（3）吞咽和言语治疗

食管癌手术或淋巴结肿大可能影响患者的吞咽能力和言语功能。专业的吞咽和言语治疗旨在通过定制的练习和技巧，帮助患者改善吞咽食物的能力，减少呛咳和窒息的风险。对于言语功能的恢复，治疗可能包括语音训练和使用辅助通信设备。治疗主要包括：①吞咽治疗、技巧训练

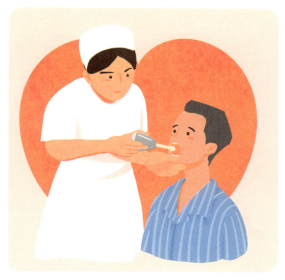

吞咽和言语治疗

和使用辅助工具，也包括针灸等治疗，以减少进食时的风险和不适；②语言和语音治疗，帮助患者改善言语和沟通能力；③外科治疗。

（4）心理支持

心理支持的提供考虑到肿瘤患者在面临生理挑战的同时，也经历着极大的心理压力和情感困扰。心理治疗可能包括心理咨询、小组治疗或心理教育，帮助患者建立积极的心理态度，学习应对疾病带来的情感和心理压力策略。心理支持主要包括：①心理治疗，提供心理健康专业人员的咨询；②应对策略的培训，学习和练习用来处理情绪和

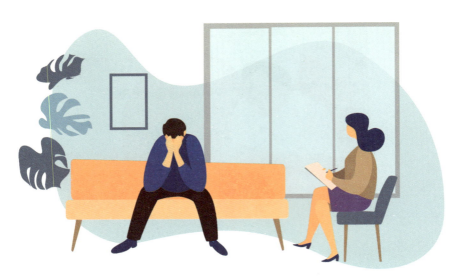

心理治疗帮助食管肿瘤患者建立积极的心理态度，
学习应对疾病带来的情感和心理压力策略

应对压力的策略，可能用到压力管理、心理治疗和音乐治疗等方法。

（5）疼痛管理

疼痛管理是多学科的综合干预，涵盖药物治疗、物理治疗及心理治疗等方法，以减轻患者的疼痛和不适，进而提高其生活质量。专业的疼痛管理团队将持续评估患者的疼痛状况，并根据需要调整干预方案。疼痛管理主要包括：①疼痛评估，定期监测和评估患者的疼痛状况；②多模式疼痛管理，包括药物治疗、物理治疗和心理干预、正念、冥想等。

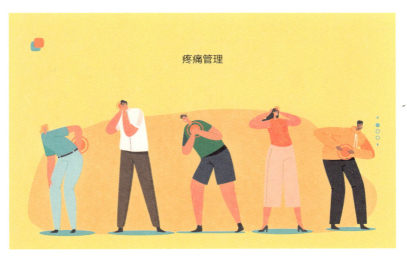

疼痛管理有助于减轻患者的疼痛和不适，提高生活质量

（6）社交和职业康复

社交和职业康复目标在于协助患者重返社会或工作岗位。患者可能会在社交互动或工作能力上遇到挑战，专业团队将协助他们通过技能训练和职业咨询逐步找回自信和功能。康复主要包括：①社交技能训练，通过专业辅导帮助患者恢复和提高社交能力；②职业辅导，提供改变职业路径或重新进入工作岗位的支持和建议。

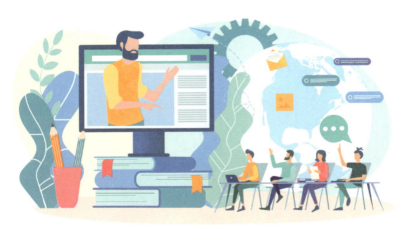

社交技能训练和职业辅导有助于患者找回自信，重返社会和工作岗位

（7）持续医疗护理

持续医疗护理关注患者在完成主要治疗后的长期健康管理，这包括定期的健康检查、药物管理以及监测潜在的复发或其他健康问题，以实现早期发现和干预。持续医疗

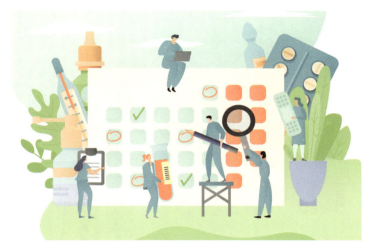

持续医疗护理的目的是实现早期发现和干预

护理主要包括：①定期检查，安排定期的医学检查，以便及时检测并处理任何潜在问题；②药物管理，确保患者了解并正确服用任何必要的药物。

（8）健康教育

健康教育针对患者及其家属，提供必要的知识和技能，帮助他们理解疾病，管理日常的生活和医疗需求。健康教育强调自我管理的重要性，并提供关于健康生活方式、药物管理和症状监测的教育和支持。健康教育主要包括：①生活方式教育，提供关于烟草、饮酒、饮食和运动的教育和支持；②自我管理教育，让患者了解如何在家中安全有效地进行康复活动。

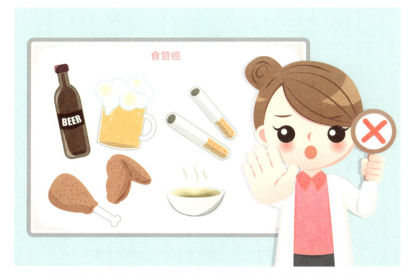

健康教育有助于患者理解疾病，管理日常的生活和医疗需求

　　综合性的康复治疗方案通常涵盖上述8个关键领域，以确保食管癌手术后的患者得到全面的支持，并最大限度地提高他们的生活质量。在设计和执行康复计划时，与患者的沟通和合作也至关重要，以确保方案符合他们的需求和偏好。

❷　如何通过康复治疗来改善食管癌患者的营养状态?

　　食管癌患者常常面临由疾病或治疗（如手术、放疗和化疗）导致的吞咽困难、食欲减退、营养不良等问题。改善这些患者的营养状态是一项多方面的挑战，通常涉及多学科的团队合作。以下是通过康复治疗改善食管癌患者营养状态的8种方法。

（1）专业的营养评估

专业的营养评估是在整个治疗过程中关注患者营养状况的基础。营养师会通过一系列的检查和评估（如体重、BMI、肌肉质量及膳食摄取分析）来识别患者的营养缺失和需求，进而指导后续的营养干预和监控方案，以确保患者在治疗过程中获得充足和均衡的营养支持。

目标 ＞ 识别并量化患者的营养需求和缺失。

实施 ＞ 由注册营养师进行定期的营养评估，包括患者的体重、BMI、肌肉质量和膳食摄取等。

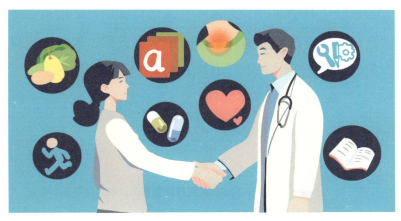

康复治疗的 8 个领域和医患沟通

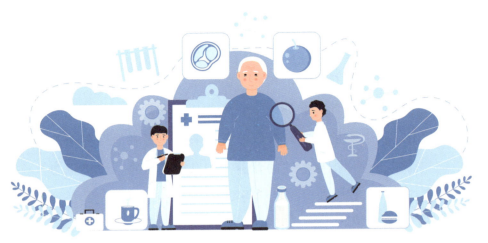

专业的营养评估可以识别并量化患者的营养需求和缺失

（2）定制的膳食计划

　　针对食管癌患者特定的营养需求和可能的摄食困难，专业营养师会制订个性化的膳食计划。这涉及详细了解患者的喜好、吞咽能力、文化和宗教饮食习惯，并根据这些信息设计包含适量能量和营养素的饮食方案，同时也提供实用的饮食和烹饪建议，以适应患者的生理和生活状况。

 提供满足患者需求的个性化膳食。

 创建一个包含充足能量和蛋白质的膳食计划，并考虑到患者的口味、文化和宗教习惯。

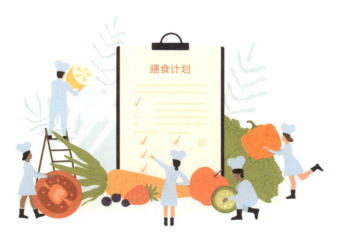

制订个性化的膳食计划有利于满足患者的个性化膳食需求

（3）营养补充

当患者无法通过常规饮食满足所需的营养时，通过口服营养补品（尤其是补充肿瘤全营养配方食品）、静脉营养或经管营养来补充必要的能量和营养素。营养补充方案的选择和设计通常基于患者的整体健康状况、消化吸收能力及医疗条件等因素，旨在通过最适宜的方式确保患者摄取充足的营养。

 目标 ❯ 确保患者摄取足够的营养，尤其是在他们可能难以通过正常饮食获得充足营养的情况下。

 实施 ❯ 可以通过口服营养补品、静脉或胃管提供营养。

（4）吞咽功能的评估和康复

临床医生对患者的吞咽功能进行细致的评估，制订专门的吞咽训练计划，并结合针灸等多种治疗方法。同时也可能建议修改食物的质地和一致性，来减少吞咽困难和食物误入气管的风险。这些策略旨在让患者在安全和舒适的前提下，最大限度地享受正常的进食体验。

目标 优化患者的吞咽功能，减少进食时的不适和危险（例如，防止吸入性肺炎）。

实施 由言语病理学家进行吞咽评估，并提供适当的吞咽训练或改变食物的质地和一致性，以减少吞咽困难。

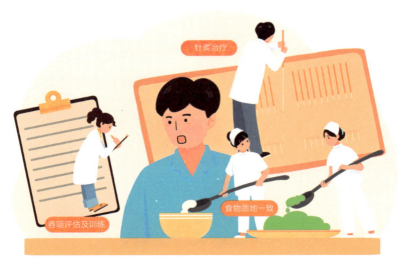

吞咽功能的评估和康复

（5）教育

教育环节注重向患者及其家属传授有关健康饮食和营养的知识，包括解释不同食物和营养素的作用、如何选择和准备营养丰富的食物，以及在特定情况（如吞咽困难）下的饮食调整方法，从而使患者及其家属能在日常生活中应用这些知识，优化患者的营养状态。

目标 ＞ 教育患者及其家属关于食物选择和制备的知识。

实施 ＞ 提供营养教育会议，向患者及其家属传授制定实用食谱和食品准备的技巧。

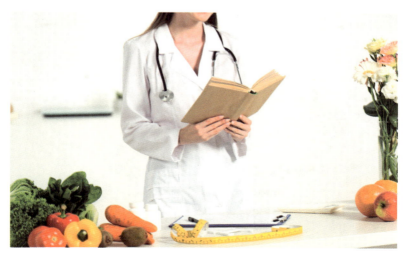

向患者及其家属传授关于食物选择和制备的知识，有助于优化患者的营养状态

（6）心理支持

营养和进食不仅是生理过程，也与情感和心理紧密相关。心理专业人士将通过提供心理咨询、情感支持和应对策略，帮助患者处理与营养和饮食相关的情感和心理问题，例如焦虑、抑郁或对身体形象的担忧，从而在心理层面支持患者的营养康复。

目标 ＞ 应对患者可能出现的与进食和营养相关的情感和心理问题。

实施 ＞ 提供心理咨询，帮助患者处理与疾病、治疗和日常生活相关的压力和焦虑。

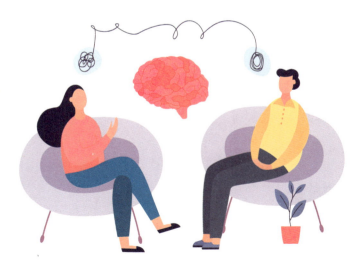

心理支持可以帮助患者处理与疾病、治疗和日常生活相关的压力和焦虑

（7）体重和体力管理

体重和体力的管理涉及监控患者的体重变化、体脂和肌肉质量等，同时结合物理治疗师制订的体能训练计划，以确保患者在整个治疗和康复过程中维持良好的体重和体能状态。这样可以帮助患者更好地耐受治疗、提高生活质量，并在一定程度上预防由营养不良导致的并发症。

目标 ＞ 确保患者的体重在一个合适的范围内，并有充足的体力进行日常活动。

实施 ＞ 实施体重管理计划，并在物理康复计划中纳入体力训练。

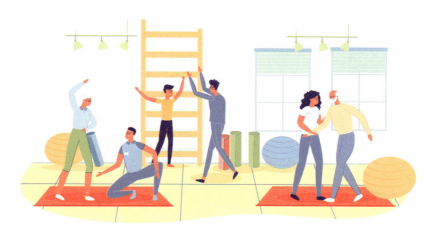

物理康复可以帮助患者更好地耐受治疗、提高生活质量，并在一定程度上预防由营养不良导致的并发症

（8）持续监测

肿瘤患者要重视自身的营养状况，养成自我营养监测的习惯。体重下降和食欲减退是评估患者营养不良风险的有效指标，也是患者在家进行自我营养筛查与监测简单又实用的指标。

 目标 ＞ 及时识别和处理任何与营养相关的问题。

 实施 ＞ 定期监测患者的体重、体力、营养摄取和其他相关的生理参数。

在一个全面的康复计划中，所有这些元素需要紧密结合、相互协作，以最有效地支持食管癌患者的营养需求和整体康复。

③ 在食管癌康复过程中，怎样管理和提高患者的摄食和吞咽能力？

食管癌患者在治疗后的康复过程中，对摄食和吞咽能力的管理和提升至关重要，因为它直接关系到患者的营养状态和生活质量。以下是在康复过程中管理和提高食管癌患者摄食和吞咽能力的一些方法。

（1）吞咽功能评估

吞咽功能评估是指通过细致分析食管癌患者在吞咽过程中的生理表现、可能的阻碍和风险（如误吸风险），构建一个针对性康复方案的基础环节。专业的言语病理学家通常会使用各种测试和工具来准确评估患者的吞咽能力，并与其他卫生保健专业人士协同工作，确保康复策略的综合性和针对性。

（2）个性化的吞咽康复

这一环节主要关注通过专业设计的吞咽练习来强化和改善患者的吞咽肌肉功能和协调性，可能包括指导患者在

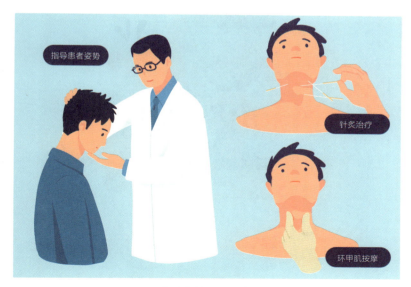

个性化的吞咽康复

进食时采取有助于安全吞咽的特定身体和头部姿势，以减小吸入风险和提高吞咽效率。

吞咽训练：设计专门的吞咽练习，增强相关肌肉的力量和协调性。

姿势调整：教育患者在进食时采用特定的头部和身体姿势，以减少吸入风险和增加舒适度。

其他治疗：针灸、环甲肌按摩、外科治疗等。

（3）食物调整

食物调整强调通过调整食物的质地、温度和味道等方

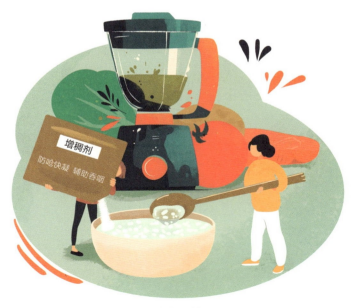

食物调整

面，使其更适合患者的吞咽能力。例如，为患者提供软食、流食或通过添加增稠剂来调整食物和饮品的一致性，从而减轻吞咽困难和降低食物吸入的风险。

质地改变：提供适宜的食物质地（如糊状、半固态）来减轻吞咽困难。

食物选择：建议选择易于咀嚼和吞咽的食物。

（4）进食策略和技巧

进食策略和技巧专注于教育患者如何在日常进食中采取安全有效的方法和技巧，如小口食用、细嚼慢咽以及在

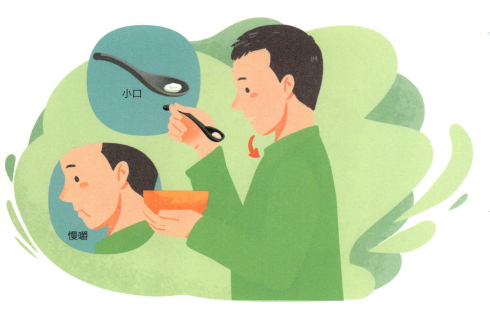

食管肿瘤患者进食的策略和技巧

吞咽时采用特定的口腔和身体技巧，从而实现在吞咽困难的情况下更加安全和愉悦的进食体验。

小口小咀：教育患者采用小口进食、细嚼慢咽的方式。

安全的吞咽技巧：例如在吞咽时将下巴压向胸部等。

（5）心理支持

针对因吞咽困难产生的焦虑、害怕进食的心理问题，在整个康复过程中对患者进行持续的情感支持，并提供专业的心理咨询，以缓解由于食物摄取减少、体重下降产生的焦虑和压力，帮助患者建立正向的进食体验和信心，以促进患者更积极地参与到康复计划中。

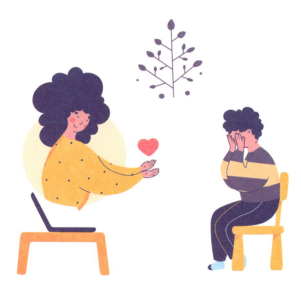

心理支持可以帮助患者建立正向的进食体验和信心

（6）多学科诊疗

多学科诊疗涉及不同专业背景的卫生保健提供者（如言语病理学家、营养师、心理学家、医生和护士等）共同参与患者的康复过程，通过多方位、多层次的专业交流和协作，共同开发和实施康复计划，全面关注患者的身体和心理需求，实现对患者全方位的支持和治疗。

（7）持续监测和评估

定期进行吞咽功能的评估和进食状态的监测，依据评估结果对康复计划进行调整和优化，以更精确地满足患者的个体化需求和改善患者的生活质量。

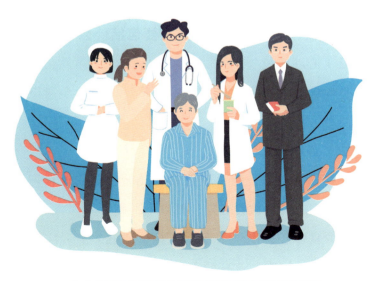

不同专业背景的卫生保健提供者共同参与患者的康复，
有助于实现对患者全方位的支持和治疗

（8）家属教育

家属教育主要是将上述的各种康复策略和技巧传递给患者的家属和看护者，确保他们理解、掌握并能在日常生活中正确执行这些策略和技巧，确保患者在家庭环境中也能获得适当的支持和照护，从而在家庭层面给予患者全面和连续的支持。

以上这些策略的目的是通过减轻吞咽困难、预防并发症（如吸入性肺炎）、改善营养状态、提升生活质量，支持食管癌患者在治疗后的康复过程。通常，这些策略会根据每位患者的个体差异进行定制和调整。

④ 食管癌术后康复过程主要包括什么？

（1）心理康复

心理康复可以帮助改善食管癌患者的生活质量以及恢复最佳身体功能。

（2）营养康复

食管癌手术后，通常建议患者遵循特定的饮食习惯，以帮助他们康复。饮食通常包括以下准则。

①少食多餐：由于手术后胃容量降低，患者应少食多餐，如每天4~6次，这有助于预防不适并帮助消化。

②选择口味温和的食物：患者应避免刺激消化道的食

物，如含咖啡因的饮料、酒精、胡椒粉、辣椒粉和辛辣食物，太热或太冷的食物也应避免食用。

③充分咀嚼食物并吃一小口：这有助于缓解吞咽过程并帮助消化。

④进餐时避免大量液体：这可以防止患者感觉太饱，并可能有助于预防倾倒综合征——一种未消化的食物从胃中"倾倒"到小肠时发生的疾病。

⑤保持水分：患者应在两餐之间饮用营养丰富的浓稠液体，如肿瘤全营养配方食品。进食后0.5 ~ 1.0h，应避免喝碳酸饮料、吮吸糖果、吃口香糖和使用吸管，以尽量减少气体。

⑥抬高床头：重力可以帮助降低胃内容物，因此建议

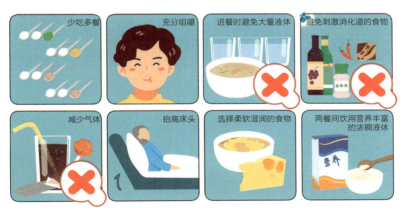

食管肿瘤营养康复的饮食准则

患者抬高床头。

⑦选择柔软湿润的食物：这些食物更容易被吞咽并通过食管，更容易耐受。柔软湿润的食物包括奶酪、煮过头的嫩肉以及鸡蛋等。

⑧注意避免食用引起不适的食物：每个人引起不适的食物都是不同的，因此患者应注意自己吃某些食物后的感受，避免食用引起不适的食物。

（3）运动康复

癌症运动疗法已被证明可以增加身体机能、减少疲劳和建立自信。所以，在康复过程中可适当进行身体锻炼，

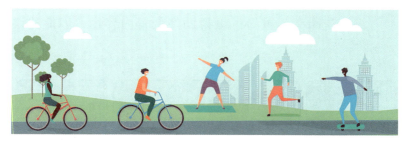

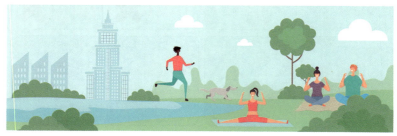

适当的运动有助于患者的康复

增强自己的体格和抵抗疾病的能力，如散步、慢跑、打太极拳等。

⑤ 在食管癌治疗后，常见的功能障碍有哪些，如何通过整合康复治疗来改善？

食管癌的治疗，无论是手术、化疗还是放疗，均可能引发一系列功能障碍。这些功能障碍能够通过一系列整合康复治疗方法得到一定程度的改善和管理。

（1）常见的功能障碍

①吞咽困难：食管手术可能影响患者的吞咽功能，导致进食困难或痛苦。

②营养不良：由于吞咽困难和食道缩窄，患者可能面临无法摄取充足营养的挑战。

③体重下降：由于患者进食困难和消耗增加，体重显著下降可能成为一个问题。

④言语障碍：手术或放疗可能影响声带或与言语相关的肌肉。

⑤活动能力减弱：由于疲劳、身体消瘦和其他相关因素，患者的体能和活动能力可能减弱。

⑥情绪和心理问题：面临癌症诊断和治疗过程可能引发焦虑、抑郁等情绪问题。

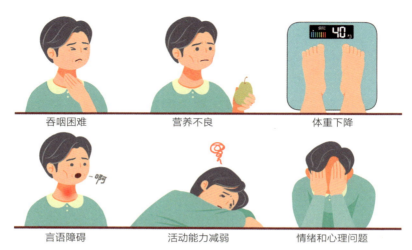

吞咽困难	营养不良	体重下降
言语障碍	活动能力减弱	情绪和心理问题

食管癌治疗后常见的功能障碍

（2）整合康复治疗方法

1）吞咽康复

吞咽训练：由言语病理学家进行的专业吞咽训练，教授安全吞咽技巧。比如，通过调整头部的位置或改变食物的纹理，来减少咳嗽或呛咳的风险，提高患者的吞咽效率与安全性。

饮食建议：根据患者的具体状况，制订个性化的饮食方案，包括食物的选择和制备方法，以减轻吞咽时的不适和风险。

2）营养干预

定制营养方案：营养师会通过考虑患者的总体健康、体重、已存在的营养不良等因素，来制订个性化的饮食计划，确保患者获得充足的能量和营养素。

肠内/肠外营养：如果患者无法通过正常饮食获取足够的营养，必要时可能需要通过管饲或静脉营养等特定的营养补充方法支持患者的营养需求。

3）物理康复

体能训练：通过适当温和的运动，包括太极、瑜伽等，进行有效的肌肉力量训练和灵活性练习，以增强患者的体力、耐力和运动能力。

康复运动：通过提供适量的运动建议或方案，来改善体重和肌肉状况，提高患者的活动能力和独立完成日常生活任务的能力。

4）言语和语言康复

言语治疗：针对语音问题（如声音的音调、音量和清晰度）以及可能的语言障碍进行专业的训练和实践，可以寻求针灸治疗师、耳鼻喉科等专业医生的帮助。

沟通技能训练：探索使用替代或辅助沟通方法（如手势或文字通信工具），以增强沟通效果，提高患者的沟通能力和自信。

5）心理社会支持

心理咨询：心理专业人员提供的心理咨询和治疗，以帮助患者应对心理和情绪的挑战。

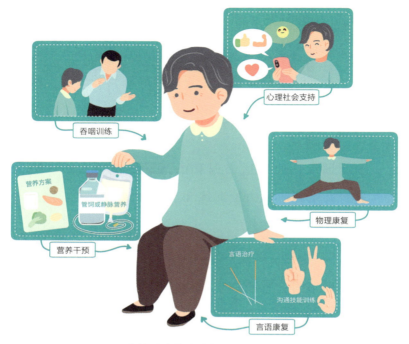

食管肿瘤整合康复的治疗方法

　　社交支持：通过患者互动交流和经验分享平台，提供社交活动和情感支持，包括与其他患者交流、参加支持小组和社交活动等，以减轻孤独感和增强心理韧性。

　　综合康复治疗需要一个多学科的团队，包括康复医生、物理治疗师、营养师、言语治疗师和心理医生等，通过综合性的评估和干预，提高食管癌患者在治疗后的生活质量和促进功能恢复。每位患者的康复方案需要根据其具体情况和需求定制。

参考文献

[1] Andrici J, Cox M R, Eslick G D. Cigarette smoking and the risk of Barrett's esophagus: a systematic review and meta-analysis[J]. J. Gastroenterol. Hepatol., 2013, 28(8): 1258-1273.

[2] Bang Y J, van Cutsem E, Feyereislova A, et al. Trastuzumab in combination with chemotherapy versus chemotherapy alone for treatment of HER2-positive advanced gastric or gastro-oesophageal junction cancer (ToGA): a phase 3, open-label, randomised controlled trial [J]. Lancet (London, England), 2010, 376(9742): 687-697.

[3] Berman J J, Albores-Saavedra J, Bostwick D, et al. Precancer: a conceptual working definition—results of a consensus conference[J]. Cancer Detect Prev. , 2006, 30(5): 387-394.

[4] Betancourt C S L, Palacio D P, WU C C, et al. (18)FDG-PET/CT is useful in the follow-up of surgically treated patients with oesophageal adenocarcinoma [J]. The British Journal of Radiology, 2018, 91(1082): 20170341.

[5] Body J J, Lossignol D, Ronson A. The concept of

rehabilitation of cancer patients [J]. Current Opinion In Oncology, 1997, 9(4): 332-340.

[6]   Bresalier R S. Chemoprevention of Barrett's esophagus and esophageal adenocarcinoma[J]. Dig. Dis. Sci., 2018, 63(8): 2155-2162.

[7]   Fearon K C, Glass D J, Guttridge D C. Cancer cachexia: mediators, signaling, and metabolic pathways [J]. Cell Metabolism, 2012, 16(2): 153-166.

[8]   Ge F, Huo Z, Cai X, et al. Evaluation of clinical and safety outcomes of neoadjuvant immunotherapy combined with chemotherapy for patients with resectable esophageal cancer: A systematic review and meta-analysis[J]. JAMA Network Open, 2022, 5(11): e2239778.

[9]   Goda K, Dobashi A, Yoshimura N, et al. Narrow-band imaging magnifying endoscopy versus lugol chromoendoscopy with pink-color sign assessment in the diagnosis of superficial esophageal squamous neoplasms: a randomised noninferiority trial[J]. Gastroenterol Res. Pract., 2015: 639462.

[10] Harder H, Holroyd P, Burkinshaw L, et al. A user-centred approach to developing bWell, a mobile app for arm and shoulder exercises after breast cancer treatment[J]. Journal of Cancer Survivorship: Research and Practice, 2017, 11(6): 732-742.

[11] Ide E, Maluf-Filho F, Chaves DM, et al. Narrow-band imaging without magnification for detecting early esophageal squamous cell carcinoma[J]. World J. Gastroenterol. , 2011, 17(39): 4408-4413.

[12] Janjigian Y Y, Kawazoe A, Yañez P, et al. The KEYNOTE-811 trial of dual PD-1 and HER2 blockade in HER2-positive gastric cancer[J]. Nature, 2021, 600(7890): 727-730.

[13] Kang Y. A review of self-expanding esophageal stents for the palliation therapy of inoperable esophageal malignancies[J]. Biomed. Res. Int., 2019: 9265017.

[14] Kitagawa Y, Uno T, Oyama T, et al. Esophageal cancer practice guidelines 2017 edited by the Japan esophageal society: part 1 [J]. Esophagus: Official Journal of the Japan Esophageal Society, 2019, 16(1): 1-24.

[15] Komatsu H, Watanuki S, Koyama Y, et al. Nurse counseling for physical activity in patients undergoing esophagectomy[J]. Gastroenterology Nursing: the Official Journal of the Society of Gastroenterology Nurses and Associates, 2018, 41(3): 233-239.

[16] Kubo A, Cook M B, Shaheen N J, et al. Sex-specific associations between body mass index, waist circumference and the risk of Barrett's oesophagus: a pooled analysis from the international BEACON

consortium[J]. Gut, 2013, 62(12): 1684-1691.

[17] Kudou M, Shiozaki A, Fujiwara H, et al. Efficacy of PET-CT in the diagnosis and treatment of recurrence after esophageal cancer surgery[J]. Anticancer Research, 2016, 36(10): 5473-5480.

[18] Lee C T, Chang C Y, Lee Y C, et al. Narrow-band imaging with magnifying endoscopy for the screening of esophageal cancer in patients with primary head and neck cancers[J]. Endoscopy, 2010, 42(8): 613-619.

[19] Lyu J, Li T, Xie C, et al. Enteral nutrition in esophageal cancer patients treated with radiotherapy: a Chinese expert consensus 2018[J]. Future Oncol., 2019, 15(5): 517-531.

[20] Mulazzani G E G, Corti F, Della V S, et al. Nutritional support indications in gastroesophageal cancer patients: From perioperative to palliative systemic therapy. A comprehensive review of the last decade[J]. Nutrients, 2021, 13(8): 2766.

[21] Peng Z, Liu T, Wei J, et al. Efficacy and safety of a novel anti-HER2 therapeutic antibody RC48 in patients with HER2-overexpressing, locally advanced or metastatic gastric or gastroesophageal junction cancer: a single-arm phase II study [J]. Cancer Communications, 2021, 41(11): 1173-1182.

[22] Rubenstein J H, Morgenstern H, Appelman H, et al.

Prediction of Barrett's esophagus among men[J]. Am. J. Gastroenterol., 2013, 108(3): 353-362.

[23] Sampliner R E, Practice Parameters Committee of the American College of Gastroenterology. Updated guidelines for the diagnosis, surveillance, and therapy of Barrett's esophagus[J]. Am. J. Gastroenterol, 2002, 97(8): 1888-1895.

[24] Schmidt K, Vogt L, Thiel C, et al. Validity of the six-minute walk test in cancer patients[J]. International Journal of Sports Medicine, 2013, 34(7): 631-636.

[25] Seven G, Irani S, Ross A S, et al. Partially versus fully covered self-expanding metal stents for benign and malignant esophageal conditions: a single center experience[J]. Surg. Endosc., 2013, 27(6): 2185-2192.

[26] Sheikh M, Poustchi H, Pourshams A, et al. Individual and combined effects of environmental risk factors for esophageal cancer based on results from the golestan cohort study[J]. Gastroenterology., 2019, 156(5): 1416-1427.

[27] Sung H, Ferlay J, Siegel R L, et al. Global cancer statistics 2020: GLOBOCAN estimates of incidence and mortality worldwide for 36 cancers in 185 countries [J]. CA: A Cancer Journal For Clinicians, 2021, 71(3): 209-249.

[28] Thrift A P, Kramer J R, Qureshi Z, et al. Age at onset of GERD symptoms predicts risk of Barrett's esophagus[J]. Am. J. Gastroenterol., 2013, 108(6): 915-922.

[29] van Vulpen J K, Hiensch A E, van Hillegersberg R, et al. Supervised exercise after oesophageal cancer surgery: the PERFECT multicentre randomized clinical trial[J]. The British Journal of Surgery, 2021, 108(7): 786-796.

[30] Wang R, Cai H, Li Y, et al. Impact exerted by nutritional risk screening on clinical outcome of patients with esophageal cancer[J]. BioMed. Research International, 2018: 7894084.

[31] Xu J, Kato K, Raymond E, et al. Tislelizumab plus chemotherapy versus placebo plus chemotherapy as first-line treatment for advanced or metastatic oesophageal squamous cell carcinoma (RATIONALE-306): a global, randomised, placebo-controlled, phase 3 study [J]. The Lancet Oncology, 2023, 24(5): 483-495.

[32] Yan W L, Feng H, Ren P, et al. Safety and efficacy of apatinib monotherapy for unresectable, metastatic esophageal cancer: A single-arm, open-label, phase II study[J]. The Oncologist, 2020, 25(10): 1464-1472.

[33] Yang W, Han Y, Zhao X, et al. Advances in prognostic biomarkers for esophageal cancer [J]. Expert Review of Molecular Diagnostics, 2019, 19(2): 109-119.

[34] Yu Z, Li S, Liu D, et al. Society for translational medicine expert consensus on the prevention and treatment of postoperative pulmonary infection in esophageal cancer patients [J]. Journal

of Thoracic Disease, 2018, 10(2): 1050-1057.

[35] Zhu H D, Guo J H, Mao A W, et al. Conventional stents versus stents loaded with (125)iodine seeds for the treatment of unresectable oesophageal cancer: a multicentre, randomised phase 3 trial[J]. Lancet. Oncol., 2014, 15(6): 612-619.

[36] 陈可欣，曹广文，胡志斌，等. 中国肿瘤整合诊疗指南（CACA）：流行病学［M］. 天津：天津科学技术出版社，2023.

[37] 陈龙奇，李小飞，傅剑华，等. 食管鳞癌术后随访中国胸外科专家共识［J］. 中国胸心血管外科临床杂志，2022，29（2）：141-149.

[38] 陈万青，李霓. 中国肿瘤整合诊疗指南（CACA）：筛查技术［M］. 天津：天津科学技术出版社，2023.

[39] 陈小兵，高社干. 食管癌免疫检查点抑制剂临床应用全程管理专家共识［M］. 北京：中国科学技术出版社，2024.

[40] 陈小兵，高社干. 全面说食管癌［M］. 北京：中国科学技术出版社，2024.

[41] 陈小兵. 面对癌症：不恐慌不盲从［M］. 苏州：江苏凤凰科学技术出版社，2020.

[42] 陈孝年，张旭，郑民华，等. 中国肿瘤整合诊疗指南（CACA）：机器人外科［M］. 天津：天津科学技术出

版社，2023.

[43] 樊代明，毛友生，于振涛. 国肿瘤整合诊疗指南（CACA）：食管癌［M］天津：天津科学技术出版社，2022.

[44] 樊代明，王理伟，陈小兵，等. 中国肿瘤整合诊治技术指南（CACA）：肾脏保护［M］. 天津：天津科学技术出版社，2023.

[45] 樊代明. 整合消化病学—整合食管病学［M］. 北京：北京科学出版社，2022.

[46] 樊代明. 整合肿瘤学 临床卷［M］. 北京：科学出版社，2021.

[47] 樊代明. 中国肿瘤整合诊治指南（CACA）［M］. 天津：天津科学技术出版社，2022.

[48] 冯继锋，石远凯，徐瑞华. 中国肿瘤整合诊疗指南（CACA）：化学治疗［M］. 天津：天津科学技术出版社，2023.

[49] 高天文，朱冠男，栗娟，等. 中国肿瘤整合诊疗指南（CACA）：皮肤、黏膜保护［M］. 天津：天津科学技术出版社，2023.

[50] 郜恒骏，贾卫华，孙孟红，等. 中国肿瘤整合诊疗指南（CACA）：生物样本［M］. 天津：天津科学技术出版社，2023.

[51] 顾艳宏，杨宇飞，徐烨. 中国肿瘤整合诊疗指南

（CACA）：运动康复［M］. 天津：天津科学技术出版社，2023.

[52] 郭小毛，王平，吴永忠. 中国肿瘤整合诊疗指南（CACA）：放射治疗［M］. 天津：天津科学技术出版社，2023.

[53] 国家消化系统疾病临床医学研究中心，中华医学会消化内镜学分会，中国医师协会内镜医师分会消化内镜专业委员会，等. 中国食管鳞癌癌前状态及癌前病变诊治策略专家共识［J］. 中华消化内镜杂志，2020，37（12）：853-867.

[54] 国家消化系统疾病临床医学研究中心，中华医学会消化内镜学分会，中国医师协会消化医师分会. 中国巴雷特食管及其早期腺癌筛查与诊治共识（2017，万宁）［J］. 中华内科杂志，2017，56（9）：701-711.

[55] 贺红，冯华丽，徐彩娟，等. 食管癌术后患者早期经口进食管理的最佳证据总结［J］. 中华急危重症护理杂志，2023，4（3）：269-276.

[56] 季刚，王振宁，李国新，等. 中国肿瘤整合诊疗指南（CACA）：胃肠保护［M］. 天津：天津科学技术出版社，2023.

[57] 李红乐，应建明，周彩存，等. 中国肿瘤整合诊疗指南（CACA）：基因检测［M］. 天津：天津科学技术出版社，2023.

[58] 李平，侯炜，贾英杰，等．中国肿瘤整合诊疗指南
（CACA）：中医应用［M］．天津：天津科学技术出版
社，2023．

[59] 李涛，吕家华，郎锦义，等．恶性肿瘤放射治疗患者
肠内营养专家共识［J］．肿瘤代谢与营养电子杂志，
2017，4（3）：272-279．

[60] 令狐恩强，金震东，周平红，等．中国肿瘤整合诊疗指
南（CACA）：内镜诊疗［M］．天津：天津科学技术出
版社，2023．

[61] 刘艳辉，应建明，步宏，等．中国肿瘤整合诊疗指南
（CACA）：病理诊断［M］．天津：天津科学技术出版
社，2023．

[62] 钱朝南，何颖蓝．中国肿瘤整合诊疗指南（CACA）：
音乐干预［M］．天津：天津科学技术出版社，2023．

[63] 强万敏，覃惠英，陆箴琦，等．中国肿瘤整合诊疗指南
（CACA）：整合护理［M］．天津：天津科学技术出版
社，2023．

[64] 任秀宝，黄波，王建祥，等．中国肿瘤整合诊疗指南
（CACA）：免疫治疗［M］．天津：天津科学技术出版
社，2023．

[65] 石汉平，崔久嵬，丛明华．中国肿瘤整合诊疗指南
（CACA）：营养疗法［M］．天津：天津科学技术出版

社，2023.

[66] 唐丽丽，吴世凯，李小梅. 中国肿瘤整合诊疗指南（CACA）：心理疗法［M］. 天津：天津科学技术出版社，2023.

[67] 田艳涛，王丹波，郝继辉，等. 中国肿瘤整合诊疗指南（CACA）：癌前病变［M］. 天津：天津科学技术出版社，2023.

[68] 田艳涛，徐惠绵. 健康中国"我"行动癌症防治科普丛书：胃癌［M］. 北京：人民卫生出版社，2023

[69] 田艳涛，赵勇，刘红. 中国肿瘤防治之要［M］. 北京：中国科学技术出版社，2023.

[70] 田艳涛，赵勇，刘红. 中国肿瘤科普之声［M］. 北京：中国科学技术出版社，2023.

[71] 万经海，王晓光. 中国肿瘤整合诊疗指南（CACA）：神经保护［M］. 天津：天津科学技术出版社，2023.

[72] 王贵齐，魏文强. 上消化道癌筛查及早诊早治技术方案（2020年试行版）［M］. 北京：人民卫生出版社，2020：26-27.

[73] 王俊，王锡山，程向东，等. 中国肿瘤整合诊疗指南（CACA）：腔镜技术［M］. 天津：天津科学技术出版社，2023.

[74] 肖亚洲，湛永毅. 中国肿瘤整合诊疗指南（CACA）：安宁疗护［M］. 天津：天津科学技术出版社，2023.

[75] 肖越勇，黎海亮，翟博，等．中国肿瘤整合诊疗指南（CACA）：微创诊疗［M］．天津：天津科学技术出版社，2023．

[76] 徐兵河，沈琳，周彩存．中国肿瘤整合诊疗指南（CACA）：药物临床研究［M］．天津：天津科学技术出版社，2023．

[77] 徐瑞华，李凯，佟仲生，等．中国肿瘤整合诊疗指南（CACA）：靶向治疗［M］．天津：天津科学技术出版社，2023．

[78] 袁响林，巴一，支修益．中国肿瘤整合诊疗指南（CACA）：整体支持［M］．天津：天津科学技术出版社，2023．

[79] 张宏艳，陈小兵．肿瘤整体评估［M］．北京：科学出版社，2024．

[80] 张宏艳，刘勇，张红梅，等．中国肿瘤整合诊疗指南（CACA）：整体评估［M］．天津：天津科学技术出版社，2023．

[81] 张宏艳，刘勇，张红梅，等．中国肿瘤整合诊治技术指南（CACA）：整体评估［M］．天津：天津科学技术出版社，2023．

[82] 张月明，贺舜，吕宁，等．内镜下射频消融术治疗范围广泛的0-Ⅱb型早期食管鳞状细胞癌及癌前病变的临床效果［J］．中华消化内镜杂志，2015，32（9）：

586-590.

[83] 张志仁，李悦，夏云龙．中国肿瘤整合诊疗指南
（CACA）：心血管保护［M］．天津：天津科学技术出
版社，2023．

[84] 中国抗癌协会．逢生：中国抗癌故事［M］．天津：天
津科技翻译出版公司，2018．

[85] 中国抗癌协会．中国肿瘤营养治疗指南［M］．北京：
人民卫生出版社，2015：252．

[86] 中国抗癌协会肿瘤放射治疗专业委员会．中国食管癌
放射治疗指南（2020年版）［M］．国际肿瘤学杂志，
2020，47（11）：641-655．

[87] 中国抗癌协会肿瘤营养专业委员会，国家市场监管重点
实验室（肿瘤特医食品），石汉平，等．肿瘤整合康复
治疗规范化示范病房标准（试行）［J］．肿瘤代谢与营
养电子杂志，2022，9（4）：450-455．

[88] 中国抗癌协会肿瘤营养专业委员会．食管癌患者营养治
疗指南［J］．中国肿瘤临床，2020，47（1）：1-10．

[89] 中国临床肿瘤学会指南工作委员会．中国临床肿瘤学
（CSCO）鼻咽癌诊疗指南［M］．北京：人民卫生出版
社，2023．

[90] 中国医师协会放射肿瘤治疗医师分会，中华医学会放射
肿瘤治疗学分会，中国抗癌协会肿瘤放射治疗专业委员

会．中国食管癌放射治疗指南（2022年版）［J］．国际
肿瘤学杂志，2022，49（11）：641-657.

[91] 中国医师协会食管外科专家委员会，方文涛，张逊．
微创食管癌切除术（minimally invasive esophagectomy，
MIE）专家共识［J］．中华胸心血管外科杂志．2013，
29（7）：3.

[92] 中国医师协会胸外科分会快速康复专家委员会．食管癌
加速康复外科技术应用专家共识（2016年版）［J］．中
华胸心血管外科杂志，2016，32（12）：717-722.

[93] 中国肿瘤放射治疗联盟．放射相关性肺炎中国专家诊治
共识［J］．中华肿瘤防治杂志，2022，29（14）：1015-
1022.

[94] 中华医学会消化内镜学分会．中国食管良恶性狭窄内镜
下防治专家共识［J］．中华胃肠内镜电子杂志，2020，
7（4）：165-175.

[95] 中华医学会医学美容与美学分会皮肤美容学组．放射
性皮炎诊疗专家共识［J］．中华医学美学美容杂志，
2021（27）：353-357.

[96] 中华医学会肿瘤学分会早诊早治学组．中国食管癌早诊
早治专家共识［J］．中华肿瘤杂志，2022，44（10）：
1066-1075.

[97] 中华医学会肿瘤学分会肿瘤支持康复治疗学组．中国癌

症相关性疲乏临床实践诊疗指南（2021年版）［J］. 中国癌症杂志，2021，31（9）：852-872.

[98] 朱林林，董培雯，粟兴，等. 食管黏膜低级别上皮内瘤变内镜特点及病理转归分析［J］. 四川大学学报（医学版），2018，49（6）：849-853.

[99] 庄彩薇，陈波，郭永明，等. 整合康复医学：康复医学未来发展新模式［J］. 医学争鸣，2020，11（1）：2421-2428.

相关图书推荐

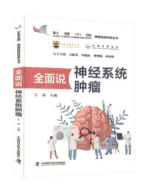

　　近年来，神经系统肿瘤的发病率逐年攀升，给社会和家庭带来沉重的负担。《全面说神经系统肿瘤》聚焦神经系统肿瘤领域，深入涉及肿瘤的预防、筛查、诊断、治疗、康复五方面内容，图文并茂、通俗易懂，致力科学实用和全面准确。

　　本书不仅以问答形式汇编了临床实践中最常见的问题，包括肿瘤基础知识、筛查方法、诊断流程、治疗原则、手术前后护理以及出院后的关注事项，还梳理了众多患者普遍关注的问题，用通俗的语言解答，旨在揭开神经系统肿瘤的神秘面纱，为患者和家属提供详尽的信息和有力的支持。

　　这本书不仅适合患者及其家属阅读，还对神经外科医生和神经肿瘤领域感兴趣的一般读者都极具价值。